Adolescent Suicide and Self-Injury
Mentalizing Theory and Treatment

心智化与青少年自伤

主　编　［美］劳雷尔·L. 威廉姆斯
　　　　　　（Laurel L. Williams）
　　　　　［美］欧文·缪尔
　　　　　　（Owen Muir）
主　译　王化宁　雷　翀
副主译　史一凡

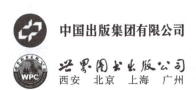

中国出版集团有限公司

世界图书出版公司
西安　北京　上海　广州

图书在版编目（CIP）数据

心智化与青少年自伤 / (美) 劳雷尔·L. 威廉姆斯 (Laurel L. Williams), (美) 欧文·缪尔 (Owen Muir) 主编；王化宁，雷翀主译. -- 西安：世界图书出版西安有限公司，2025.4. -- ISBN 978-7-5232-2077-1

Ⅰ. R493；B846

中国国家版本馆 CIP 数据核字第 20252R0K39 号

First published in English under the title
Adolescent Suicide and Self-Injury, by Laurel L. Williams, 1st edition.
Copyright © Springer Nature Switzerland AG 2020,
This edition has been translated and published under licence from Springer Nature Switzerland AG.
Springer Nature Switzerland AG takes no responsibility and shall not be made liable for the accuracy of the translation.

书　　名	心智化与青少年自伤 XINZHIHUA YU QINGSHAONIAN ZISHANG
主　　编	[美] 劳雷尔·L. 威廉姆斯（Laurel L. Williams） [美] 欧文·缪尔（Owen Muir）
主　　译	王化宁　雷翀
责任编辑	岳姝婷
装帧设计	西安非凡至臻广告文化传播有限公司
出版发行	世界图书出版西安有限公司
地　　址	西安市雁塔区曲江新区汇新路 355 号
邮　　编	710061
电　　话	029-87285817　029-87285793（市场营销部） 029-87234767（总编办）
网　　址	http://www.wpcxa.com
邮　　箱	xast@wpcxa.com
经　　销	新华书店
印　　刷	陕西金和印务有限公司
开　　本	787mm×1092mm　1/16
印　　张	10.25
字　　数	160 千字
版次印次	2025 年 4 月第 1 版　2025 年 4 月第 1 次印刷
版权登记	25-2025-070
国际书号	ISBN 978-7-5232-2077-1
定　　价	88.00 元

医学投稿　xastyx@163.com ‖ 029-87279745　029-87285296
（如有印装错误，请寄回本公司更换）

原著作者
Contributors

Dickon Bevington Anna Freud National Centre for Children and Families, London, UK

Carl Fleisher Psychiatry and Biobehavioral Sciences, University of California, Los Angeles, Los Angeles, CA, USA

Chris W. Grimes, MSW, LCSW Menninger Department of Psychiatry and Behavioral Sciences, Baylor College of Medicine, Houston, TX, USA

Carlene MacMillan Brooklyn Minds Psychiatry, Brooklyn, NY, USA

Veronica McLaren Department of Psychology, University of Houston, Houston, TX, USA

Owen Muir Brooklyn Minds Psychiatry, Brooklyn, NY, USA

Trudie Rossouw Priory Hospital North London, London, UK

Carla Sharp Department of Psychology, University of Houston, Houston, TX, USA

Laurel L. Williams Menninger Department of Psychiatry and Behavioral Sciences, Baylor College of Medicine, Houston, TX, USA

译者名单
Translators

主　　译　王化宁　空军军医大学第一附属医院
　　　　　　雷　翀　空军军医大学第一附属医院
副 主 译　史一凡　空军军医大学第一附属医院
译者名单（按姓氏笔画排序）
　　　　　　才延辉　空军军医大学第一附属医院
　　　　　　王　纯　南京医科大学附属脑科医院
　　　　　　王化宁　空军军医大学第一附属医院
　　　　　　王文华　陕西省卫生行业学会服务中心
　　　　　　王丽妮　空军军医大学第一附属医院
　　　　　　史一凡　空军军医大学第一附属医院
　　　　　　吕润欣　空军军医大学第一附属医院
　　　　　　刘　敏　空军军医大学第一附属医院
　　　　　　李静雯　空军军医大学第一附属医院
　　　　　　吴　迪　空军军医大学第一附属医院
　　　　　　张　磊　陕西省卫生行业学会服务中心
　　　　　　罗　刚　空军军医大学第一附属医院
　　　　　　郑仔珏　空军军医大学第一附属医院
　　　　　　崔龙彪　空军军医大学
　　　　　　雷　翀　空军军医大学第一附属医院

译者序
Forewords

近年来，越来越多的青少年因情绪与行为障碍而来就诊，但由于青少年群体的特殊性，安全、有效且适合的药物治疗方案有限。因此，有效的心理治疗方法对于帮助这一群体至关重要。

心智化不仅仅是一种心理治疗技术，更是一种思考问题的方式，可更好地帮助我们理解情绪与行为障碍背后的心理动因。通过阅读本书，您将了解到什么是心智化，心智化的核心技术有哪些，以及这些技术如何在需要心理干预的青少年群体中应用。

目前，国内对心智化理论的研究还相对欠缺。作为译者，我希望通过这本书的翻译和引进，能够让更多同仁和读者对心智化产生兴趣，共同探索这一领域，寻找适合我国国情的青少年情绪与行为障碍干预的新策略。此外，我也希望这本书能够帮助读者更好地理解他们的孩子、学生或患者，从而在日常生活和教学中提供更有效的支持和帮助。

在翻译过程中，心理学专业名词无疑是一大挑战。心理学领域的术语往往难以直译，需要根据中文读者的理解习惯进行适当的调整。此外，鉴于本书中谈及了自杀、自伤等敏感话题，考虑到青少年读者的特殊性，为避免对自杀、自伤行为的误读和模仿，在翻译时我们也特别注意语言的表达，以避免可能引起不当模仿的风险。在此，我要特别感谢南京医科大学附属脑科医院的王纯教授和空军军医大学的崔龙彪教授在翻译过程中给予的悉心指导，以及所有译者的大力支持。

通过本书的翻译，我深刻感受到了心理治疗与精神药物治疗在理论上的互补性。作为精神科医生，在既往工作中，我们常常把更多的精力放在了以生物精神医学为基础的药物治疗方面，对心理治疗重视不够。事实上，以心智化治疗为代表的心理治疗，有时更能触及患者症状背后的深层心理模式，从而帮助患者实现真正的自我理解和成长，因此规范的心理干预可以与药物治疗、物理治疗相辅相成，共同构成精神科治疗的有机整体。

最后，我由衷地希望每一位读者都能从这本书中获得知识和启发，也希望当代社会能够给予青少年心理健康更多关注和理解。

感谢每一位选择本书的读者，祝您阅读愉快。

王化宁

2025年3月于西安

目录
Contents

第 1 章　什么是心智化？　　　　　　　　　　　　　　/ 1

第 2 章　心智化的核心技术　　　　　　　　　　　　　/ 18

第 3 章　家庭治疗中的心智化　　　　　　　　　　　　/ 34

第 4 章　基于心智化的治疗活动、游戏和互动　　　　　/ 55

第 5 章　自杀的情境　　　　　　　　　　　　　　　　/ 67

第 6 章　为青少年、家庭和临床医生创建有弹性
　　　　的护理系统　　　　　　　　　　　　　　　/ 91

第 7 章　基于心智化的治疗与其他疗法相得益彰　　　　/ 111

第 8 章　自杀和自伤行为的心智化危机管理　　　　　　/ 123

第 9 章　基于心智化的青少年治疗：自杀和自伤
　　　　行为的工作框架　　　　　　　　　　　　　/ 142

郑重声明

本书提供了相关主题准确且权威的信息。医学是不断更新并拓展的领域,因此相关实践操作、治疗方法及药物都有可能发生改变,建议读者审查相关主题的最新信息,包括产品的制造商、建议剂量、配方、方法和疗程、不良反应及相关措施。作者、编辑、出版者或经销商不对书中的错误或疏漏以及应用其中信息所产生的任何后果负责,关于出版物的内容不作任何明确或暗示的保证。作者、编辑、出版者和经销商不承担由本出版物所造成的任何人身或财产损害责任。

什么是心智化？

第 1 章

Veronica McLaren, Carla Sharp

引 言

　　心智化是一个看起来很简单的概念。简单来说，心智化就是反思自己和他人的心理状态[1]。心智化类似于"心智理论"的概念，就像一个人揣测某人内心所想的理论。这里用一个贴近生活的例子来说明，我们假设一个朋友连续两次突然来电取消计划。我们可能会首先设想这是因为他们决定不再喜欢我们，不想再见到我们。我们也可能会注意到他们似乎承担了一些压力，导致我们可以认为他们这一周可能过得很辛苦，需要休息一晚；或许是发生了紧急情况，导致他们没有时间再出去。这个例子引出了两个重要的观点：首先，我们不确定这些行为背后的确切意图，这种不确定性是心智化的特征。重要的是，因为我们无法确定他人的心理状态，所以心智化本质上是一种想象活动。其次，心智化涉及基于线索赋予有意的心理状态。这意味着当我们心智化时，我们认识到自主性。我们承认一个人的行为可以由其内在状态来解释。我们如今定义心智化的方式非常复杂，但首先了解我们目前对心智化的理解是如何产生的非常重要。

　　本章将讨论：

1. "心智化"一词的简史。

V. McLaren · C. Sharp (✉)
Department of Psychology, University of Houston, Houston, TX, USA
e-mail: vjmclaren@uh.edu; csharp2@uh.edu

© Springer Nature Switzerland AG 2020
L. L. Williams, O. Muir (eds.), *Adolescent Suicide and Self-Injury*,
https://doi.org/10.1007/978-3-030-42875-4_1

2. 心智化的4个维度。
3. 典型心智化的发展史。
4. 养育和依恋在心智化中的重要作用。
5. 非典型心智化的发展史。

简 史

术语"心智化"在1807年首次被文字记录，并在1906年被收录入《牛津英语词典》（Oxford English Dictionary）。20世纪60年代，心智化的概念被精神分析理论家引入心理学界。弗洛伊德（Freud）的"束缚和躯体锻炼"概念为心智化的出现创造了条件[2]。这些概念涉及"躯体数量向心理质量的转化"和"依恋通路的建立"[3]——换言之，把躯体/物理层面的东西（即观察到的线索）转化为心理层面的东西（即一种精神状态）。心智化这个词在心理学文献中的首次出现，是在法国精神分析学家的著作中[4]。1997年，Lecours和Bouchard基于传统建立了一个心智化模型。

20世纪80年代，"心智理论"（theory of mind，ToM）一词在心理学领域得到重视。灵长类动物学家Premack和Woodruff引用该词，将心智理论描述为个人将精神心理状态归因于自己和他人的能力[5]。促使这一概念产生的原因是人们发现黑猩猩实际上可以推断人类的心理状态：当我们给黑猩猩展示一个正在尝试解决问题的人类及包含问题解决方案的几张照片时，黑猩猩始终能选出正确的照片。从本质上讲，为了选择正确的解决方案，黑猩猩必须识别对方的意图。此后不久，有关心智理论的研究开始在人类中进行。

许多关于人类心智理论的工作都是基于错误信念的概念。简而言之，向受试者展示一个场景，其中一个角色相信的事情，受试者却知道那是错误的。为了得出有关该角色信念的正确结论，受试者必须能够将心理状态与现实解耦联（脱钩）。也就是说，他们必须认识到，他们意识中的东西与他人意识中的东西是不一样的。一系列使用这种任务的研究表明，我们并不是生来就有这种理解，这种能力是在3~4岁时形成的[6]。迄今为止，我们只研究了自然形成的心智理论。研究后天养育对心智化的影响将其引入了依恋（attachment）的领域。

心智化，正如其被用于基于心智化的治疗（mentalization-based treatment，MBT），是依恋理论家选用它时发展起来的。Fonagy发现，婴儿的依恋可以通过父母"从心理内容上看待关系的倾向性"来预测[7]。换言之，父母将婴儿的精神心智化得越好，孩子就越有可能建立稳定的联结和依恋（越有安全感）。20世纪90年代开始，这些发现引发了与心智化相关的文献发表热潮，至2014年，有超过4000项关于该主题的科学研究发表[8]。从那时起，人们开始从发育[9]、生物[10]，甚至音乐[11]等角度研究心智化。特别是，神经科学为我们理解心智化做出了重大贡献。除了提供依恋在心智化能力中的重要性的证据外，神经科学研究还确定了心智化的分离神经网络[8]。这意味着，心智化不仅是一种可以通过神经活动观察到的现象，而且我们现在通过大脑科学还知道了心智化能力所依据的不同层面（详见"4个维度"）。

正如其丰富的发展史所证明的那样，心智化包含了不同的方法和方面。我们需要系统地了解如何分解心智化的过程，因此确定了心智化的4个维度——对应于前文提及的可分离神经网络——它们赋予了心智化特定实际意义。

4个维度

前文给出的心智化定义仍有许多未答之疑。我们可以把心智化的维度，或如Fonagy和Bateman所说的"极性"（图1.1），看作我们对心智化特定实例提出的问题的答案。回顾一下，任何心智化的实例都代表着对自己或他人心理状态的投射。我们可能提出的第一个问题是：

谁的心理状态——自我还是他人？

自我还是他人维度，指的是正被考虑的心理状态来自自身还是他人。尽管它看似很简单，但在实践中却不是特别容易。想想本章开头的例子，我们的朋友刚刚取消了我们的计划。如果你回想一下当时考虑的所有情况，你会发现没有一个与我们自己的心理状态有关。我们经常会忽略自己的心理状态，因为我们自认为已经了解自身的心理状态；然而，就像我们不知道别人的思想内容一样，我们也并不能像我们所认为的那样了解自己的思想内容。

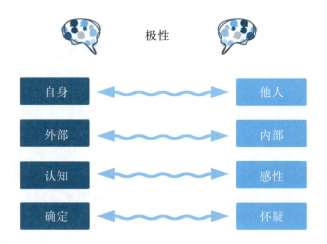

图 1.1 极性

这并不意味着,自我心智化总是存在挑战。我们可能只会简单地关注自己的心理状态——我们受伤了;我们期待晚上出去玩;我们很生气,因为我们浪费了那么多时间来计划外出;我们想和这个人成为更好的朋友。挑战在于找到自我与他人心智化之间的平衡,并对两者之间的相互作用形成综合的理解。当涉及自我—他人的关系时,能够顺利地在不同角度之间来回转换的能力是良好心智化的特征。滞留在某一个角度上——无论是自我还是他人,都是不良心智化的特征。当你问一个意图与你发生争执的年轻人"你在想什么?"时,她/他的答案是"我不知道!",这就是自我—他人的心智化发生了卡顿,从而导致了特有的困难。

一旦我们知道了我们在谈论的是谁的精神状态,下一个重要问题是:

什么样的心理状态——感性还是认知?

感性与认知是指心理状态的性质。感性心智化是指感觉,而认知心智化是指思维。这种区别不仅指我们考虑的个人心理状态的特征,还包括我们对精神状态本质的理解。因此,感性心智化更类似于共情或情绪感染,而认知心智化则植根于推理和远见。这种区别在心智理论机制和移情系统之间的差异中得到了明确的体现[12]。

心智理论机制与认知心智化相对应,处理元表征(metarepresentations),或称 M- 表征。M- 表征被 Alan Leslie 定义为由一个代理、一个信息关系和一个表达构成[13]。Baron-Cohen 将这些元素重新定义为一个代理、一种态度和一个提议[12]——换言之,一个人、一种心理状态(如信念、思考、希望),以及该心理状态的内容。例如,当我们想到失约的朋友时,我们可能会创造出的 M- 表征为"我们的朋友并不知道我尽心尽力地计划我们的出游"或"我们的朋友想要取消由我们提出的计划"。重要的是,这些都是对我们朋友意识内容的表述,因此是一个表述的表述——一个元表征。尽管我们可能并不一定认识到这些是表征而不是现实,但它们实际上总是具有表征的性质。通过使用元表征,我们能够预见某些东西不一定是真实的,但我们认为它可能是真实的——将精神与物理现实脱钩。

与共情系统相对的是感性心智化,该系统处理 E- 表征。E- 表征包括自我、情感状态和一个情感状态命题。例如,当我们的朋友失约时,我们可能会注意到他们有压力,并创造出 E- 表征"很遗憾他们有压力"。M- 表征可能包含一个情绪(我们发觉朋友有压力),但不包括情绪对自我的影响。这意味着,只有当情感状态对自我产生影响时,关于情感的表征才是一个 E- 表征。相似地,例如关于情绪的心智化,只有当情绪影响到自我时才是感性心智化。因此,感性心智化与移情很相似。

既然我们已经理解了我们正在处理心理状态的种类,我们可能会想:

使用了什么线索——内部还是外部?

当我们心智化时,我们必须将我们的表征建立在某些基础上。内部与外部的维度是指用于心理状态表征提供信息的线索性质。基于外部线索的心智化可能基于可观察的特点,即一个人所说或所做的事情——这将预示外部特征的心智化。这些特点可以是面部表情、语气,甚至是语言表达中所用的词语。我们一般使用外部线索以注意我们的朋友是否有压力。也许他们的声音听起来很急促,或者也许他们提到"这周事情太多"。

实际上与此相反,基于内部线索的心智化依赖于对内部经验的理解,如思想和感觉。内部心智化需要一个初始假设。例如,一旦我们注意到我们的朋友有压力,我们就能够使用内部心智化继续深入探索。根据"他们语气听起来很紧张"的外部线索,我们现在可能会想"他们希望能和我们一起玩，但没有时间"。

现在我们已经回答了所有疑问，这时我们可能想知道这一切是如何形成的，所以最后一个问题是：

意识是如何产生的——自动还是受控？

也许要考虑的最重要的维度是自动的还是受控的，又称隐性还是显性维度。这是我们在MBT中最想"改善"的极性，以使我们正在服务的孩子和家庭能够巧妙地从隐性心智化过渡到更慢、更加受控、更外显的心智化，使他们能够理解摆脱误解的方法。

自动（或称隐性）心智化是自发进行的，你可以将其视为直觉。自动心智化中多个线索同时被处理，因此自动心智化是快速的，不需要注意力或为此付出努力[14]。为了快速地处理如此多的信息，我们依赖于启发式（或称心理快捷路径）。如果你对街上经过的每个陌生人的内心世界都进行深入探索，你可能走一条街就已经精疲力尽了。在我们穿越心理海洋的日子里，启发式可以节省时间和精力，因为大部分信息实际上对我们并不重要！这些启发是通过暴露和重复习得的；当某个事件一遍又一遍地产生相同的结果时，我们的大脑就会在事件发生时预期到这种结果。当事情进展顺利时，自动心智化就足够了；因此，大多数日常心智化都是自动的[15]。例如，如果我们的朋友没有失约，而是我们自己忘记了按计划去见他们，我们很可能不会考虑他们的动机。相反，我们会相信自己的直觉来解释他们的想法和感受。然而，在我们的朋友突然取消约定的情况下，依赖于我们的直觉会让我们陷入麻烦。回想一下，我们的第一个想法是"他们不想见到我们"。尽管没有理由让我们这样想，但我们的心理启发式根据认知偏差"拼凑"出了一个解释。这似乎不是应对这种情况的好策略。那么，我们应该做什么？

当发生异常情况时，优秀的心智化者可以转向受控的或外显的心智化。受控心智化是一个更慢、更深思熟虑的过程。与自动心智化相反，受控心智化要求逐个处理事物[14]。正如其名，这个过程受我们控制，因此需要注意力、努力和意愿。例如，当我们的朋友失约时，我们可以放慢速度，承认我们感到受伤，但意识到我们并不清楚他们内心的想法。我们可以分享这些担忧并询问他们，请他们解释。当我们这样做时，不仅改变了我们解释这个情况的方式，也改变了我们应对该情况的方式。显然，在这种情况下，我们需要使用受控心智化，使用自动心智化会让我们陷入麻烦。然而，在不需要的情况下，使用受控心智化也存在问题。让我们进入情景中，这次我们和朋友一起外出。如果我们总是想着他们对我们的看法或者他们是否玩得开心，在这些想法上浪费心理能量，而不是享受和朋友在一起的时光，这也可能让朋友感到尴尬，好像他们处于"放大镜"下或者我们不信任他们。这种过度思考被称为超心智化，在大多数互动中是不利的，因为它导致了超出实际需要的心理状态的过度归因[16]。

我们可以看到，隐性和显性的心智化都不是固有的不良心智化，但优秀的心智化者能够确定哪种方式适用于当前的情况。接下来，我们将探讨我们的心智化是如何发展的，以及影响我们成为良好心智化者的因素。

典型心智化的发展

虽然心智化看似是自然的过程，但我们并不是天生具备对心理的理解。Kim[17]将这一概念与我们的语言能力进行类比：就像我们并不是生来就会语言，但在足够的学习条件下能够掌握它，我们似乎也能够在暴露于足够的心理状态下学会心智化。在本节中，我们将讨论心智化能力的获得，首先通过考察心智化发展的常规时间线，然后再看看我们暴露于心理及促进心智化能力成功发展的过程。

常规时间线

心智化能力的发展通常分为 4 个阶段。每个阶段都以获得新的心智化相关能力为标志，因此具有不同的心智状态思维方式。我们将概述这 4 个阶段和相关的心智化能力，从婴儿期开始。

婴儿期

婴儿期是指从出生到 1 岁，其特点是发展所谓的目的论思维。这种目的论立场是指对所感知行为的理性解读，即婴儿期待他人的行为是为了以现实的条件下最有效的方式实现目标[18]。在目的论思维中，所有事物都局限在物理领域，尚未考虑心理状态，目标和为实现这些目标而采取的行动仅由可直接观察到的事物组成。因此，在生命的第一年中，婴儿开始理解行为是目标导向的，期望他人根据目标做出合理行为。这样，婴儿可以在对不可观察的心理状态没有任何了解的情况下，理解当前行为并预测未来行为[17]。

婴儿还会开始意识到自己是目的性行为的主体，无论是在躯体上还是社交上。换言之，他们学习到自己的行为可以引起物理世界的变化（如让球滚动），也可以引发社交世界的变化（如对妈妈微笑会引起妈妈的微笑回应）[1]。这为婴儿后续的情感理解打下了基础。

幼儿期

在幼儿阶段，即 2~3 岁，幼儿发展出所谓的意图立场。与目的论立场不同，意图立场认识到行为是由先前的不可观察的心理状态引起的[19]。这是对心理状态关注的第一个暗示。在这个阶段，幼儿可以在更心智化的框架下理解目标和行为。他们可以概念化欲望、希望和意图等事物[20]。此外，幼儿开始发展情感的理解能力和共情能力。幼儿的共情能力和其他心智化实例都被认为只包括隐性心智化，因为显性心智化还没有发展出来[17]。

重要的是，幼儿期的思维以心理等价为标志。心理等价是指心理状态和现实之间缺乏分离的状态，或者说幼儿头脑中的东西是真实的。这在该年龄段的假想行为中特别明显。幼儿的假想游戏/行为可以非常真实，他们可能会陷入魔幻思维中，例如，幼儿认定床底下有一个怪物。因此，虽然幼儿能够概念化心理状态，但对内在和外部事件之间的区分仍然模糊不清。

儿童期早期

在早期儿童阶段，年龄为 4~5 岁的儿童开始理解行为源于信念。这伴随着通过本章之前提到的错误信念任务取得的巨大成就。通过这个任务需要使用显性心智化及将心理状态与现实分离开来。这意味着在早期儿童阶段，儿童能够刻意和有意识地考虑心理状态，并完全理解现实不一定与所谓的心理状态相对应。随着这种分离的发生，儿童开始具有欺骗、开玩笑和玩把戏的能力[21]。

此外，儿童开始能够理解心理状态是短暂的，并且行为不仅从那些短暂的心理状态中，也从稳定的特征中获取信息[22]。换言之，行为受到像思想和情绪这样的短时心理状态与人格这样的永久特征相互作用的影响。这些想法为正在形成的身份认同奠定了基础。

儿童期中期

中期儿童阶段指6~11岁，儿童开始具备更复杂的心智化能力。在这个年龄段，儿童可以将他们的记忆组织成一个因果-时间框架[23]。这意味着他们可以开始形成有关自我和他们经历的叙事式、自传式理解，从而形成一个时间上纵向一致和连贯的自我，尽管这些想法在这个阶段还相当具体且尚未整合，但儿童也获得了更高级的心智化能力——有能力思考一个人对另一个人的思维内容的看法，以及考虑复杂情感的能力。尽管取得了这些重要的进展，但这个阶段的儿童在谈论心理状态时仍然缺乏真实性。这种缺乏真实性也称为预设模式，是由于正在形成的道德观和社会价值观所致。心理状态推理很大程度上受到个人想法和感觉的影响。尽管如此，在儿童期中期所取得的进展为青春期的身份认同和社会思维铺平了道路。

青春期

青春期以社交世界和社交大脑的惊人扩展为特征。青少年的大脑不仅具备精细和复杂的观点获取能力，而且他们对猎奇经验的兴趣和能力也在扩展。这是他们变得独立自主所必需的；然而，这种扩展背后的奖赏和杏仁核敏感性增强与前额皮质发育增强不匹配，青少年仍然需要照护者的支持来帮助心智化能力的发展。这个时期的一个重要方面是开始发展成熟的自我反思能力。青少年开始以一种非常积极的方式心智化自我，并负责整合多种自我假设和来自父母、同龄人、教师及环境的反馈。他们开始巩固自己的身份认同。这是一个复杂的任务，并不是所有青少年都能顺利完成。因此，毫不意外青春期是大多数精神障碍发病的发展时期，尤其是人格障碍，这当然与自伤和自杀行为（本书的关注点）高度相关。

家庭教育和依恋的重要性

正如之前所述，虽然我们具备学习理解心智化的能力（内在的硬性依恋），但我们并非天生就懂得如何去理解。为了成为真正的心智化者，我们必须接受教导。因此，心智化的发展在很大程度上依赖于照护者，特别是依恋关系。在本节中，我们将更详细地研究照护者、依恋和心智化之间的关系，以及这三者之间的相互作用如何促进一个人的心智化能力。

情绪调节

正如我们刚刚讨论的，婴儿无法理解内部状态，完全依赖外部刺激来构建对世界的理解，这包括他们自己的情感状态。因此，他们依赖外部世界来帮助他们理解情感。父母的情感镜像对这种理解至关重要，当父母注意到孩子的痛苦时，父母自然倾向于镜像这种情感，以便缓解或减少婴儿的呼唤[24]，这被称为标记镜像。为了使标记镜像成功，必须满足两个重要条件。

首先，照护者的回应必须与婴儿的内在状态一致。照护者创建一致的情感的能力在很大程度上取决于他们自己的心智化能力。必须准确地理解婴儿的心理状态，才能形成与之匹配的反应。这需要父母准确地心智化孩子。如果线索被错误地识别并被婴儿内化，该线索将导致一种被称为异己自我的自我分裂感（下节进一步讨论）。简要举例，如果孩子哭泣时母亲做出悲伤的表情，这是一种一致的反应。

其次，反应必须是标记的。父母必须表明情绪不是他们自己的，而是他们意识到了婴儿的内部状态。这是通过调整情绪来实现的，使其区别于父母自身的情绪。例如，父母可能将一致的情绪与不一致的情绪混合在一起，如关切，或者夸大或减弱情绪表达。无论哪种情况，为了呈现标记反应，父母都必须调节自己的情绪。如果父母无法调整情绪，使自己感到痛苦，婴儿就会学习到父母的负面内部体验而造成外部世界的负面后果，这是危险的。先前例子中的悲伤表情必须足够夸张才能被标记。当孩子哭泣时，如果母亲也哭泣，那么这种反应是一致的但并不被标记，未实现自我—他人的区分。

当照护者的回应既一致又被标记的时候，它不仅教会婴儿将这种表征与他们的情绪状态联系起来，还有助于调节情绪[25]。因此，镜像不仅帮助婴儿学会认识情绪，还为情感的自我调节打下了基础。

教育互动

在学习情绪方面，我们必须依赖于指示性提示。指示性提示向儿童发出信号，表明成年人将要传达某些值得学习的信息。由于仅通过观察性学习是不够的，我们不能只是观察情绪是什么感觉，而必须信任我们的照护者来教导我们。同样，在学习心智化时，我们不能简单地观察他人的内在状态，我们必须接受教导。这些教学互动，包括指示性提示，被称为教育互动，它们需要一种教育立场才能成功，即一种对新信息持开放和信任态度的立场[26]。这种立场始于成年人；成年人必须先心智化儿童，了解婴儿知道什么和不知道什么，开放接受婴儿的需求，认识到应该教授一些新的信息，最后向婴儿传达他们要传达某些信息的意图。然后，婴儿自己采用教育立场——开放、专注和准备接受教育。

显然，这仅仅是为了教育的时刻做准备，这种立场对成年人来说是有成本的。因此，它需要教师的良好意图，这种特点通常会产生安全依恋。安全依恋与婴儿坚信照护者所给予的信息是可信的有关，这被称为认知性信任——也就是对社会信息的信任。当婴儿能够信任父母时，他们在理解世界方面不再孤立无援，他们可以依靠父母来引导他们。

依恋安全感

我们已经看到了两种促进心智化能力的具体方法。现在，我们将探讨父母依恋和心智化，以及儿童依恋和心智化之间复杂的关系。回顾本章前述的 Fonagy 的研究——第一次引起依恋理论家对心智化的兴趣。研究发现父母双亲的心智化早在孩子的婴儿期就影响到依恋关系[7]。为了理解这种关系及其如何影响儿童心智化的能力，我们首先要回到父母的依恋关系。

当父母具有安全依恋时，他们能够心智化自身和孩子。这些高度心智化的交互为孩子提供了一个安全基础，并促进了安全依恋。正如先前提到的，这种安全依恋导致了认知信任，并使孩子通过教育性互动开放学习。因此，一个能力强大的心智化父母可以教导孩子成为一个能力强大的心智者。

我们可以看出，要成功发展心智化必须准备好的东西。现在我们将转向讨论当准备不齐全时，心智化能力及心理健康会发生什么。

非典型心智化发展

我们已经了解照护者的依恋和心智化对于心智化发展的重要性。那么当这些条件不具备时会发生什么？不安全依恋的父母将无法准确地心智化孩子。失败的照护者心智化，即连续回应的比例不足30%，会导致依恋创伤[27]。在最极端的情况下，通常是在照护者虐待儿童时，这种创伤表现为依恋失调，孩子无法形成任何与照护者相关的一致性策略[28]。依恋创伤破坏了认知性信任——孩子不认为来自他人，甚至来自自己经验的信息是可信的——这使孩子没有途径学习关于世界和心理的重要信息[29]。因此，依恋创伤不仅增加了孩子面对虐待时的困扰，还会阻碍他们发展出能够使他们应对虐待时调节情绪的能力[30]。最终，孩子会从精神世界中退缩[25]。这可能会导致非常严重和影响深远的结果。事实上，正是这种社会学习的破坏产生的问题，启发我们撰写了本书（图 1.2）。

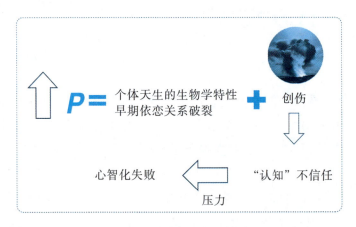

图 1.2　基于心智化治疗（MBT）的理解。*P*：一般精神病理因素

异己自我

当依恋关系不稳定时，儿童无法将他们的情绪意识与他们的心理组织感整合起来[31]。不协调的映射可以最好地说明这点。如先前所述，当照护者向儿童提供不协调的线索，并且儿童内化该线索时，就会为儿童创建一个外在体验与心理状态不一致的"异己自我"（图 1.3）。这个异己自我

听起来像是一个奇怪的概念,但如果将其概念化为"不被信任的感性新闻秘书"为你提供了错误信息,我们或许能够理解它可能会产生多么大的问题。当一个朋友说"你穿那条裙子很好看"时,我们的异己自我会产生类似于"他们为什么要骗我?"的反应。这被认为会破坏自我意识。有人认为自杀和自伤体现了"内在异己的幻想性毁灭",特别是在具有边缘性人格障碍的人群中[32]。然而,在一个人无法和不应该信任照护者有良好意图的环境中,"他们会伤害你"这个异己自我变得非常有用,它不断地低语:"要格外小心,没有人是可以信任的!"因此,当我们在危险和虐待的环境中成长时,这个异己自我实际上是非常正确但也很难处理的(图1.4)。

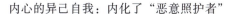

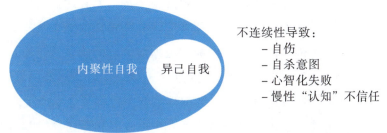

图 1.3 异己自我

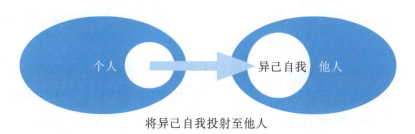

图 1.4 异己自我的外化

预心智化模式:治疗的目标

当心智化的发展受到阻碍时,尝试心智化将会停滞在 3 种预心智化模式之一中。我们在常规时间线的讨论中介绍了这些模式,每一种模式都是完整的心智化能力发展的重要部分。然而,当发展过程中出现了破坏,如创伤或依恋障碍，这些模式可能会在成年后持续存在或重新出现。

心理等价

就像一个不能分辨幻想和现实的幼儿一样，遭受依恋破坏的个体可能会使用"心理等价"的方式。在年长个体中，这种将内部和外部体验混淆的情况可能仅仅是确信自己知道某人在想什么或感受什么，或者可能是与创伤后闪回有关的恐惧。在这两种情况下，内心的想法是真实的或必然是真实的。结果，主观体验变得过于真实，因为任何主观的可能性都感觉像客观的现实。

假装模式

在"心理等价"中，内部和外部状态被混淆，而在"假装模式"中，这两者完全分离。就像年龄更大的儿童无法完全整合这两个状态并真正进行心智化一样，受创的成年人可能能够根据应该有的感觉谈论心理状态。虽然这可能导致表面上获得了能力，但实际上缺乏与心理状态的真正连接，因为他们实际上是在使用没有情感的理性和智力过程[33]。因此，心理状态与情感分离，与其他心理世界分离，个人变得分离和孤立[34]。这在分离体验中尤其明显[31]。

目的论模式

在目的论模式中，婴儿还不能理解心理状态。一个遭受过依恋创伤的人可能会表现出同样对心理状态的无知。在这种模式下，受创的成年人会将他人的欲望和感受等同于可观察的行为。这可能意味着需要通过身体行为来证明主观状态，例如，只有在身体接触时才会感到被爱[35]。同样地，一个人可能认为身体行为是表达自己内在体验，以便让他人理解的唯一方式。

小 结

本章的目标是为本书后续章节奠定基础，提供可获取的心智化框架的定义。总之，我们想强调几点，特别是与青少年自伤和自杀有关的内容——这是本书的关注点。我们已经讨论了心智化是一种想象活动，在这种活动中，我们采取好奇和不确定的立场来了解他人和自己的思想内容。相反，自伤可以被视为目的论——利用具体的行为来处理难以忍受的和强烈痛苦的心理状态。同样，自杀意念是想要采取身体行动来结束强烈的心理痛苦，而自杀企图是传递和表达迫切的心理需求的唯一选择。这些都是非心智化的行为，回避了反思和心智的参与。在接下来的章节中，我们将看到青少年在失去使用反思来处理他们强烈的心理疼痛的能力时，如何恢复心智化。

参考文献

[1] Allen J, Fonagy P, Bateman AW. Mentalizing in clinical practice. Washington, DC: American Psychiatric Publishing, 2008.

[2] Lecours S, Bouchard M-A. Dimensions of mentalisation: outlining levels of psychic transformation. Int J Psychoanal, 1997, 78(1997):855–875.

[3] Laplanche J, Pontalis JB. The language of psycho-analysis (trans: Nicholson-Smith D). Oxford: Norton,1973:510.

[4] Marty P, M'Uzan D. La pensée opératoire. Rev Francaise Pschanalyse, 1963, 27:1345–1356.

[5] Premack D, Woodruff G. Does the chimpanzee have a theory of mind? Behav Brain Sci,1978,1(4):515–526.

[6] Wellman HM, Cross D, Watson J. Meta-analysis of theory-of-mind development: the truth about false belief. Child Dev,2001,72(3):655–684.

[7] Fonagy P, Steele M, Steele H, et al. The capacity for understanding mental states: the reflective self in parent and child and its significance for security of attachment. Infant Ment Health J,1991,12(3):201–218.

[8] Luyten P, Fonagy P. The neurobiology of mentalizing. Personal Disord Theory Res Treat,2015,6(4):366–379.

[9] Fonagy P, Luyten P. A developmental, mentalization-based approach to the understanding and treatment of borderline personality disorder. Dev Psychopathol, 2009,21(4):1355–1381.

[10] Mitkovic V, Pejovic M, Mandic M, et al. Timeline of intergenerational child maltreatment: the mind-brain-body interplay. Curr Psychiatry Rep,2017,19(8):50.

[11] Downey L, Blezat A, Nicholas J, et al. Mentalising music in frontotemporal dementia. Cortex, 2013, 49(7):1844–1855.

[12] Baron-Cohen S, Golan O, Chakrabarti B, , et al. Social cognition and autism spectrum conditions//Sharp C, Fonagy P, Goodyer I, editors. Social cognition and developmental psychopathology. Oxford: Oxford University Press, 2008:39.

[13] Leslie AM. Pretense and representation: the origins of "theory of mind". Psychol Rev, 1987, 94(4):15.

[14] Satpute AB, Lieberman MD. Integrating automatic and controlled processes into neurocognitive models of social cognition. Brain Res, 2006, 1079(1):86–97.

[15] Fonagy P, Bateman AW, Luyten P. Introduction and overview//Bateman AW, Fonagy P,

editors. Handbook of mentalizing in mental health practice. Washington, DC: American Psychiatric Publishing, 2012.
[16] Sharp C, Ha C, Carbone C, et al. Hypermentalizing in adolescent inpatients: treatment effects and association with borderline traits. J Personal Disord, 2013, 27(1):3–18.
[17] Kim S. The mind in the making: developmental and neurobiological origins of mentalizing. Personal Disord Theory Res Treat, 2015, 6(4):356–365.
[18] Gergely G, Csibra G. Teleological reasoning in infancy: the naïve theory of rational action. Trends Cogn Sci, 2003, 7(7):287–292.
[19] Wellman HM, Phillips A. Developing intentional understandings//Malle BF, Moses LJ, Baldwin DA, editors. Intentions and intentionality: foundations of social cognition. Cambridge: MIT Press, 2000.
[20] Wellman HM, Lagattuta KH. Developing understandings of mind//Baron-Cohen S, Tager-Flusberg H, Cohen DJ, editors. Understanding other minds: perspectives from developmental cognitive neuroscience. 2nd ed. New York: Oxford University Press, 2000: 21–49.
[21] Sodian B, Taylor C, Harris PL, et al. Early deception and the child's theory of mind: false trails and genuine markers. Child Dev, 1991, 62(3):468–483.
[22] Fonagy P, Allison E. What is mentalization? The concept and its foundations in developmental research//Midgley N, Vrouva J, editors. Minding the child: mentalization-based interventions with children, young people and their families. Hove: Routledge, 2012: 11–53.
[23] Povinelli DJ, Eddy T. The unduplicated self//Rochat P, editor. The self in infancy: theory and research. Amsterdam: Elsevier, 1995:7.
[24] Kim S, Fonagy P, Allen J, et al. Mothers who are securely attached in pregnancy show more attuned infant mirroring 7 months postpartum. Infant Behav Dev, 2014, 37(4): 491–504.
[25] Fonagy P, Gergely G, Target M. The parent-infant dyad and the construction of the subjective self. J Child Psychol Psychiatry, 2007, 48(3/4):288–328.
[26] Gergely G, Egyed K, Király I. On pedagogy. Dev Sci, 2007, 10(1):139–146.
[27] Allen J. Mentalizing in the development and treatment of attachment trauma. London: Karmac, 2013.
[28] Main M, Solomon J. Procedures for identifying infants as disorganized/disoriented during the Ainsworth Strange Situation//Greenberg T, Cicchetti D, Cummings EM, editors. Attachment in the preschool years: theory, research, and intervention. Chicago: University of Chicago Press, 1990.
[29] Fonagy P, Allison E. The role of mentalizing and epistemic trust in the therapeutic relationship. Psychotherapy, 2014, 51(3):372–380.
[30] Fonagy P, Target M. Early intervention and the development of self-regulation. Psychoanal Inq, 2002, 22(3):307–335.
[31] Fonagy P. The mentalization-focused approach to social development//Allen JG, Fonagy P, editors. The handbook of mentalization-based treatment. Chichester: Wiley, 2006: 53–99.

[32] Fonagy P. Attachment and borderline personality disorder. J Am Psychoanal Assoc, 1998, 48(4):1129–1146.
[33] Bateman A, Fonagy P. Mentalization-based treatment. Psychoanal Inq, 2013, 33(6): 595–613.
[34] Bateman A, Fonagy P. Mentalization-based treatment of BPD. J Personal Disord, 2004, 18(1):36–51.
[35] Fonagy P, Bateman AW. Mechanisms of change in mentalization-based treatment of BPD. J Clin Psychol, 2006, 62(4):411–430.

（雷翀　译）

第 2 章　心智化的核心技术

Laurel L. Williams

引　言

本章将介绍心智化治疗方法所涉及的具体技术。正如我们在第 1 章中所讨论的那样，实施心智化治疗的优点在于你已经知道了如何应用心智化。如果你在日常生活中一直是这样做的，那么很有可能你的患者也会在日常生活中这样做。本章的目标是以"元认知"的方式，更有目的性地逐步阐述心智化的机制。这样，你不仅可以帮助患者进行心智化，同时也能观察你与患者之间的关系是如何促进心智化的。也就是说，你将同时保持一种"好奇"的鸟瞰视角来观察治疗全程。

本章我们会学习 5 种心智化的核心技术：

1. 心智化的立场。
2. 在心理等价模式下适当参与。
3. 在目的论模式下适当参与。
4. 在假装模式下适当参与。
5. 心智化循环（或注意和命名）。

L. L. Williams (✉)
Menninger Department of Psychiatry and Behavioral Sciences, Baylor College of Medicine, Houston, TX, USA
e-mail: laurelw@bcm.edu

© Springer Nature Switzerland AG 2020
L. L. Williams, O. Muir (eds.), *Adolescent Suicide and Self-Injury*,
https://doi.org/10.1007/978-3-030-42875-4_2

心智化的立场

心智化的立场是其他技术所依赖的稳定基础。在第1章对心智化理论的回顾中，我们讨论了通过激活依恋系统来建立认知信任的概念。心智化的立场则是这种概念在实践中的体现。可以毫不夸张地说，没有心智化的立场，心智化就很难得以维持和发展。

在基于心智化的治疗（MBT）中，我们使用了一个"四条腿桌子"的概念来描述心智化的立场。只要缺少任意一条腿，心智化的立场就会不稳定且容易崩塌。无论治疗师采用何种方法，都会对这一立场所涉及的大部分内容感到熟悉，这也是有意设计的。我们可以注意到，心智化是一种人类必备的特征，它能让我们激活认知信任并发展出有意义的关系。然而，由于各种原因，治疗师可能会在这种立场中失去平衡，并导致治疗进程的失衡。如果你能在充满挑战的治疗过程中，设法将注意力集中在重新调整立场平衡上，就能为患者的治疗带来更好的帮助。

为什么这种立场容易失衡？简单地说，这是因为在一天中心智化的开关通常是时开时关的，正如我们在第1章中所提到的那样，人类（包括治疗师）并不意味着要持续不断地进行显性心智化。累了，饿了，或者被一天的任务占据了所有注意力（如完成接诊预约的必要内容或阅读本书），或者认为自己已经知道了自己或他人的想法时都会关闭心智化。甚至依恋系统本身的激活也会关闭心智化。例如，当你的依恋系统被激活时，你可能不会仔细研究激活你依恋系统的那个人的想法和感受（正如谚语"爱是盲目的"那样）。然而，治疗过程毕竟不是进行普通的对话，因此作为治疗师，你在MBT中的目标是关注是否存在心智化。在这个过程中，除了保持观察，不需要使用任何洞察力或技巧。这是保持内在不稳定的心智化立场的第一步（图2.1）。

1. 好奇"不知道"的立场。
2. 保持平衡。
3. 脱离非心智化。
4. 强调和加强积极心智化。

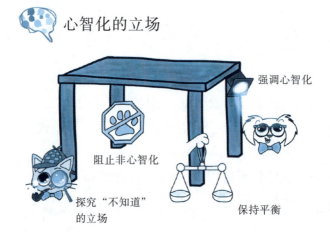

图 2.1　心智化的立场

虽然上述"四条腿"是按数字顺序列出的,但在治疗过程中,不应该机械地遵循数字顺序去使用。该立场更多的是让你有意识地关注这些方面,以便其中一个缺失或动摇时,能够努力去重新调整。甚至在治疗过程中 MBT 治疗师的坐姿也体现了这一点——字面意义上的"坐在座位的边缘"。这是因为 MBT 是一种非常积极的治疗方法,只是坐在那里偶尔说"继续"或"告诉我更多"是不可能促进心智化的。

"不知道"

追根究底或者"不知道"的状态可能使我们更接近于保持永久的好奇心。从表面上看,保持好奇心听起来很基础,事实上也确实如此。然而,想一想你最近的治疗过程:你能多快地从一种好奇的状态转变为有心理准备地进行下一步,去告诉患者一些关于他们自己、治疗过程或结果的事情?保持好奇心是一种挑战,特别是作为治疗师的你认为自己已经知道了患者不知道的事情时。换句话说,拥有一个他们"只是"还没有想到的绝佳想法,与"不知道"是截然相反的。

让我们花点时间来谈谈前一段中的一个词——"只是"。鉴于 MBT 疗法是让家庭采取好奇的态度,用语言作为防止冲动和自残的免疫手段,那么我们关注自己使用的词语也就在情理之中了。有些词本身就是非常非心智化的，故而我们可以着重关注它们的侵入，从而阻止后续的非心智化想法。在你倾听患者（和你自己）的过程中，考虑一下有多少词语会切断心智化，并迅速使治疗过程脱离好奇的立场。由于我们的首要目标是保持好奇心，所以我们鼓励治疗师思考当他们听到下列词语时该如何反应，并帮助他们从这些 MBT "脏话"重新回到更加好奇的立场上来。其中一个例子是，当治疗师使用这些词语时，将手指举过头顶来自我提醒。这样做的目的不是要羞辱一个人的语言选择，而是帮助每个人密切关注自己所说的话及可能的含义。下面是一份简短的词语列表，我们在 MBT 治疗会话中称为"四字词语"。除此之外你可能还能想到更多表达轻蔑或非好奇立场的词语。

1. 只是：我所说的话没有别的解释。
2. 总是：这个"总是"是真的吗？似乎过于极端。
3. 从不：与"总是"相同。
4. 必须：我知道你的感受，因为我是"通灵者"。
5. 但是：这个词表示"当然了，我只是说了一些好话，但这是一个谎言，现在我要宣布它无效"。即使在前一句中，这个词也代表同样的意思。
6. 完全明白：在许多情况下使用这个短语时，这个人很可能并不明白。
7. 你看：你显然是太笨了以至于无法理解，所以我将在不考虑你的观点的情况下再次阐述我的观点。
8. 我听到了：这后面通常会跟"但是"一词，很少意味着听的人是真正好奇的。
9. 任何脏话：这通常表明情绪已经变得过于激烈而无法进行心智化。

在 MBT 训练中，电视节目 *Columbo* 经常被用来讨论好奇心，但实际上，Columbo 的"好奇心"是他事先已经知道嫌疑人是有罪的，然后巧妙地使用上述许多 MBT "脏话"来诱使他们说出自己的罪行。毫无疑问，Columbo 了解犯罪的动机和机制以及罪犯本身，但这实际上并不是好奇，而是人们所说的心智化的"误用"。事实上，即使是儿童也能识别出这种谈话方式，并且通常会对此感到反感。也许关于真正好奇心的一个更好的例子是卡通人物好奇的乔治（Curious George）。他愉快而认真的求知欲能够让人放下戒心，更符合我们在立场上所追求的真正的好奇心。

真正的"不知道",以及带着同理心请求对方"帮我理解",这是好奇心立场的目标。在你努力理解的过程中,也就是在对第 1 章中讨论的标记的偶然镜像进行模拟。很多时候,在行为上,意义是通过肢体语言(轻微的头部倾斜、更直接的眼神交流、身体位置的微妙变化)和语调来传达的。这样的例子或许会帮助我们更好地理解:人们可能会说一些听起来充满好奇心的话,但他们的肢体语言和语气传达的恰恰是相反的意思。因此,当我们讨论保持好奇心的概念时,Columbo 仍然是一个很好的例子。我们可以考虑使用下列短语来激发好奇心,这对心智化立场的这一方面至关重要(表 2.1)。

总之,只有当你真的好奇时,这些短语才会"发挥 MBT 的魔力"。如果你像 Columbo 一样"假装"好奇,尤其是面对青少年时,就会显得不真诚。这反过来又会激活认知上的不信任,事实也确实如此。人类不相信"虚假"的人,这种俗称的"BS 探测器"是我们为了避免被他人危险地滥用心智化的进化方式。你必须接受自己不知道的东西,才能有"不知道"的立场。

表 2.1 促进"不知道"立场的短语

稍停一下,我们能回到刚才说的吗?
这是怎么发生的?
这次经历是什么样的?
你在那一刻(或此时此刻)的感觉如何?
你如何看待所说的话/所做的事/所发生的事?
是什么让你有这种感觉?
你觉得我理解了吗?
你能帮助我理解吗?

保持平衡

正如我们前面说的,这种立场是关于积极平衡的,而"保持平衡"就是 MBT 治疗师在会谈中测量心智化温度的过程。其中一个概念是将心智化视为调节开关上的灯光,事实上,你可以通过在页面或白板上快速绘制图形来具体强调这一点。积极的显性心智化需要在 4 个维度之间取得"平衡",如图 2.2 所示。

因此,治疗师会在一次会谈中觉察自己和患者能沿着上述路线走多远。这种平衡是否完全转移到了一个极端,即对另一个人有强烈的情感或绝对的确定性(即心理等价)?患者是否完全处于对自己几乎没有影响的思维模式中(即在假装模式中)?或者患者可能表现出强烈的情感,过度关注让你用行动"证明"(即在目的论模式下)?

当治疗师考虑当下的平衡时,他其实是在确定心智化是否发生。根据治疗师的推测,下一步可能会改变其中的一个或多个"极性",来重新激活显性心智化。患者(和治疗师)必须能够在这些"极性"之间灵活转换,从而建立信任的方式以进行连接。这种对平衡的持续回顾将促使治疗师要么脱离非心智化(立场的第 3 个方面),要么强调并促进显性心智化的继续(立场的第 4 个方面)。实际上,当"正在发生的事情"是非心智化的时,两个极性可以通过向另一极性倾斜来进行拯救。例如,对执着于自己经历的患者说:"你认为我对你的行为有何看法?"

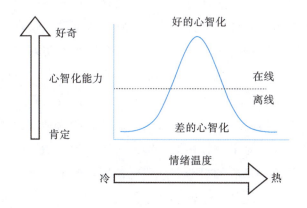

图 2.2　心智化钟形曲线

脱离非心智化

从非心智化中脱离出来至关重要,因为非心智化会导致更多的非心智化。仅仅观察你的患者、家庭成员或团体沿着非心智化的道路上继续走下去，都会滋生不信任，从而阻碍你尝试发展心智化。你的会谈是患者"信任"的安全场所，还是被视为促使患者寻求治疗的不信任（通常是家庭中的不信任）的延伸？这种脱离非心智化的行为通常以治疗师举手请求停止为"标志"。另一种鼓励患者、家庭成员或团体停止非心智化的有趣方式是用游戏材料制作字面意义上的"暂停按钮"，房间里的任何人都可以按下按钮，来提醒大家放慢非心智化的时刻。在本章介绍的最后一种方法中，我们发现这是一个契机，可供某人将这一时刻"命名"为 MBT 团队共同构建的一种常见的非心智化模式范例（心智化循环：注意和命名）。再者，治疗师如何阻止非心智化行为，在一定程度上取决于能否识别出正在发生的是哪种心智化失败情况，以及作为治疗师在提出具有挑战性的话题时惯用的风格。阻止非心智化行为并没有一种"正确的方式"。我们鼓励发挥创造性。一位心智化治疗师所津津乐道的一个例子是，当一家人正在大声争吵时，他突然决定起身离开房间。在走廊里的时候，这位治疗师还在心中责怪自己这一冒失的举动，并且急切地想知道这家人会怎么看他。然而，当他返回房间时，却发现一家人变得更加专注且安静了下来，他们意识到自己"吓到了治疗师"。这种所表达出的情绪的缓和，我们可以称之为心智化治疗中的情绪"温度"变化，这使治疗师和家庭成员都能够通过心智化的视角来"回溯"刚刚发生的事件（即治疗师离开房间这件事）。在这个例子中，治疗师的离开这一做法成功地重建了心智化；然而，另一位治疗师回忆说，他在另一次治疗中尝试这样做时却没有奏效。心智化治疗师会始终关注心智化情况，如果一种方法不成功，治疗师就会调整策略以不同的方式重新介入。对于心智化治疗师来说，很少有所谓的失败；相反，倒是经常会有激发好奇心的机会——"嗯，那好像根本不管用。你对此怎么看？"；或者这可能是一个转换到不同视角的机会——"我当时到底是怎么想的，居然会尝试这么离谱的做法？"

突出和促进心智化

"四条腿桌子"的最后一个方面（图 2.2）是治疗师强调并促进患者和自己的显性心智化。事实上，正如我们在第 1 章中所讨论的，通过榜样从依恋对象那里学习是关键。回到婴儿和父母的例子，孩子通过他人的思维开始了解自己的思维，以这种显著的方式来做是为了促进进一步的心智化。心智化治疗的目标就是进行心智化，这是根本且基础的。没有这个过程，情绪就无法得到安抚，解决方案也无法被找到。最终，你在心智化治疗中的目标是帮助患者（或家庭或团体）进行心智化，并且当显性心智化"离线"时，让患者能够自己开启它，从而使治疗师的存在变得不再必要。患者可能需要学习额外的技能，但我们的前提是，激发积极的心智化是让患者接受并自己去学习新的方法来解决那些使他们前来接受治疗的问题。这几乎是一种神奇的技巧：一旦心智化能力重新"上线"，人们就可以考虑其他的选择和解决方案，这些曾经难以想象的东西会轻松地浮现在脑海中。对于长期有自杀倾向的年轻人来说，他们的思维会固定在诸如结束自己生命这样的目的论解决方案上，能够看到还有其他选择的能力简直就是"救命良药"。治疗过程中经常绘制图 2.2 这样的图，以向患者强调 MBT 的目标，正如上文所述，这个目标就是让心智化能力重新"上线"。这幅图代表了这样一个概念：我们在每一次治疗（以及日常生活）中所追求的是能够以一种好奇的心态去处理问题，在这个过程中我们会有一些情感投入，并且在讨论这个困难话题时产生信任感。我们强调，MBT 的"最佳状态"对于不同的人是不同的，甚至对于同一个人，也会因话题以及涉及该情况或话题的其他人的不同而不同。所以，积极地表现出好奇、保持平衡、停止非心智化行为，以及强化和突出良好的心智化能力，这些都是我们可以在治疗师的帮助下学习或加强的技能。如果治疗师成功地示范并教导患者更加积极地进行心智化，那么患者就可以自己识别出什么时候他们的心智化能力"离线"了，然后就可以着手制定一个路线图，以重新激活他们自己和他人的心智化能力。本章的下一部分将转向识别非心智化模式以及如何处理这些模式，以便重新获得或达到心智化的最佳状态。

　　现在请亲爱的读者心智化自己，我们想象在这一章的这个时候，你正在思考你目前是如何"进行治疗"的。事实上，有些读者可能会认为"如果我已经在这么做了，我为什么还要花钱买这本书？"而另一些人可能会想"也许这个心智化的东西有点门道，但我到底该怎么去实践？"

幸运的是,我们对这两种想法的读者反应的回应都是"太棒了!多跟我讲讲!我很想知道你在MBT和你目前的方法之间看到了哪些相似之处。"我们甚至可能会说:"告诉我你在治疗过程中不知道该做什么的地方在哪里。"心智化:它甚至让写关于心智化的内容都变得容易了一些(图2.3)。

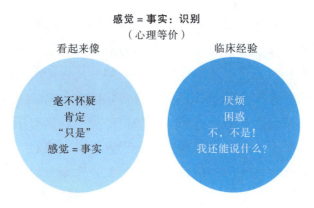

图2.3　心理等价:感觉=事实

心理等价

我们认为接下来的步骤是在治疗过程中处理非心智化问题的关键。让我们从两种"情感上最强烈"的非心智化模式开始:心理等价模式和目的论模式。在这两种非心智化模式中,强烈的情感支配着当下。对于治疗师来说,由于这些思维模式的强度,它们通常会非常明显地"把你从心智化的立场上拉下来"。当你以非心智化的方式做出回应时,这里的危险在于情感会进一步蔓延,导致一个强制循环。想想在生活中,一场激烈的争论结束后,你常常会想"我(我们)到底是怎么走到这一步的?"这两种模式都强烈地促使治疗师采取行动。但要小心:这些行动不太可能为患者或你自己带来平衡的、显性的心智化。

治疗师怎样识别患者和自己的心理等价模式?首先要寻找强烈的情感,这种情感通常伴随着一种绝对肯定的感觉,患者认为手头的问题"就是这样"。请记住,对于MBT来说,"就是"是一个词语。注意那些看起来毫无疑问的话语或对话。Rebecca抽泣着说:"我只想死,因为

Jessie甩了我意味着我的生命结束了。""他就像他父亲一样懒,除了他自己,他谁也不关心!",John的母亲说道。

这些绝对的陈述在基本层面上都在呼喊"不真实"。确实,一种常见的认知方法是让患者考虑其他选择。治疗师在治疗的这个时间点上应该警惕进入认知性的事实调查任务。这种方法肯定只会给双方带来进一步的确定性和挫败感。当患者变得更加确定,当然也开始对治疗师生气时,治疗师很可能会感到困惑和厌烦。我们要抵制争论的诱惑,因为患者还没准备好听到这些。记住,我们想要激活依恋系统,走上认知信任的"高速公路";在情绪温度过高的这个时刻,认知是一条死胡同。显性心智化需要在情感和认知之间取得平衡,在这种情况下,你需要关注情感(图2.4)。

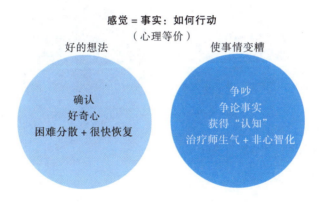

图2.4 心理等价:如何做

如果你不能使用逻辑,当面对心理等价模式时应该怎么做?确认他们的感受。是的,确认,要比你一生中确认的次数都多。一直确认到感觉奇怪为止。可能那时你还需要再稍微多确认一些。一旦你确认完了,再确认一次。然后转向你实际上正在有的下一种感受(见上文)——困惑。这是你使用心智化立场的机会——示范"不知道"的立场。一起好奇这个奇怪的时刻。如果在确认并示范了好奇心之后,情感和确定性仍然过高,同意暂时转移到一个不同的话题上(分散注意力),看看使用立场的平衡部分是否能提供一个不同的视角(记住两个极性)。再次强调,目标是回到一个平衡的心智化立场。当你和患者能够达到这种灵活的立场时,接下来可以尝试认知重构或任何其他解决问题的技能或技巧。想想这句谚语"不要逆风吐痰"。一个心智化治疗师知道要先确认,然后把技能留到风(情感)平息之后再用。在 Pixar 的电影《头脑特工队》(*Inside out*)中有一个美好的确认时刻。在一个关键场景中,Joy 一直坚持不懈地试图让另一个角色(只是)快乐起来并继续前进,但这个角色却只是进一步陷入眼泪和不作为中。这时 Sadness 介入,确认了这个角色的感觉有多糟糕。他们花了一些时间让其他角色感到悲伤。有了这种确认,这个角色能够重新整理并度过悲伤,从而继续前进(图 2.5)。

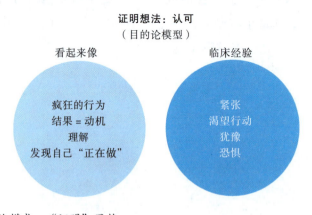

图 2.5 目的论模式:"证明"思维

目的论模式

　　下一个情感强烈的思维模式是目的论模式。在这种模式下,患者威胁要以某些极端的方式行动,或者恳求治疗师采取行动。在这种情况下,任务的强度会在治疗师心中引发大量的焦虑。治疗师会发现自己模糊了通常坚定持有的界限,或者采取行动来"证明"自己对患者的需求是多么认真和关心。比如每次治疗多花费 5 分钟、治疗期间过度交流、补充药物、在没有充分理由的情况下添加新药物或进行新的治疗,这些只是几个例子。就像大多数焦虑一样,你越是向焦虑让步,患者就越需要你不断"证明"你在乎。如果一个人"证明关心"的唯一方式是"做点什么",那么最终这种关系会在一条断层线上破裂。

　　在这种情况下,我们讨论治疗师(和患者)灵活性与弹性之间的区别。

灵活性是心智化的一个可取方面,但目的论模式实际上会把你拉向弹性。弹性的问题在于它要么断裂,要么反弹回来。治疗师突然对自己提供照护的所有"额外"方式感到恼火,于是紧急刹车,结果导致局面失控(图 2.6)。

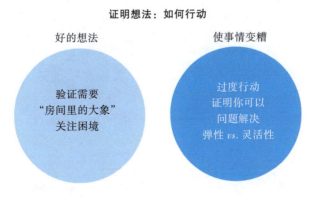

图 2.6 "证明"思维:如何做

那么,你如何将治疗从目的论过程中转移出来?就像在心理等价模式中一样,你必须首先确认患者的体验。再次强调,这是对患者的一种明显的或偶然镜像,并不意味着同意或加入这种确认,尤其是当患者可能在讨论自杀、自伤或极度痛苦或愤怒时。但这是确认,让患者感觉到当他们有这些情绪时你是与他们在一起的。然而,如果治疗师和患者继续停留在这个状态,对任何人都没有好处,所以接下来,治疗师需要承认"房间里的大象"(指难以解决的问题)。希望通过将问题用语言表达出来,治疗师可以与患者分享困境,并一起创造前进的道路。"我听到了,Robin,你是如此的悲伤和受伤,以至于你想死。我能从你的表情和坐姿中看出来。我知道你希望我开更多的安眠药,因为这种痛苦超出了你能承受的范围,但是那种药真的没有帮助。我确实想帮忙,我非常想,但我们需要多谈谈,看看有没有一个不包括那种药的不同的计划。我们能这样做吗?我想先听听你这一天剩余的时间怎么度过。我们能在你收到他和你分手的短信后再开始吗?"(图 2.7)。

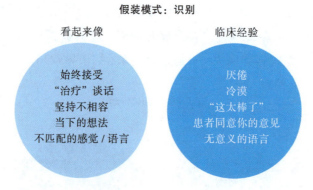

图 2.7　假装模式

假装模式

从表面上看，假装模式不像前两种模式那样让人感到极度不适。然而，假装模式同样存在问题，因为在这种模式下，数月甚至数年过去了，治疗可能都没有取得任何重大进展。在假装模式中，患者和治疗师都可能陷入假装治疗有效的状态。不知为何，患者似乎从未在实际生活中运用在治疗中获得的那些见解或技能，但是他们却能口若悬河地谈论治疗对他们有多大帮助，即使他们仍然抑郁、使用药物、陷入同样的关系陷阱，并且有自杀念头或容易做出自我伤害的行为。事实上，在这种模式下，问题常常是缺乏情感。出于某种原因，患者没有触及自己的情感，治疗过程会有一种如梦似幻或模糊不清的感觉。治疗师常常会感到非常无聊（然后又会因为有这种想法而感到内疚），或者在治疗过程中会分心、心不在焉。当患者在谈论他们对母亲的见解时，你却在列购物清单，这应该是一个巨大的警钟，提醒治疗师假装模式已经牢固形成。在很多方面，假装模式是"容易的"。治疗师和患者都有一种感觉，认为治疗正在起作用，并且强烈地不想真正讨论患者为什么不能停止饮酒，因为这"只是"太费力气了。毕竟，他们不想打破现状（图 2.8）。

应对假装模式的关键是打破现状，提高情感温度，把困境直接带到当前的治疗过程中。治疗师可以说他们在治疗过程中感到困惑或分心。他们可以邀请患者一起思考原因，或者他们可以通过深入探究来发出挑战。

"Sarah,我可能想错了,我想知道你对深呼吸的真实看法。我在想你是否真的认为这是一堆废话。我这么说是因为刚才我们在谈论你正在经历一次可怕的惊恐发作,但你却没有提到使用我们已经练习过好几次的这些技能。你告诉我这很好,但我不太确定。你怎么想?是我想错了吗?"

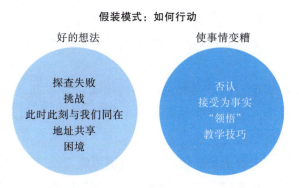

图2.8 假装模式:如何做

挑战或深入探究只是在挑起争端吗?你怎么知道什么时候应该深入探究,什么时候应该接受患者在你询问时感觉"良好"的说法?再次强调,我们让你把注意力集中在房间里的情感氛围及对话的背景上。是的,患者可能真的感觉良好——如果你能看到他们的行动、想法和感受与当前话题之间的联系。然而,如果似乎存在脱节,并且你内心有一种无聊感,就像蜘蛛侠的感应一样在嗡嗡作响,那么就应该考虑假装模式已经开启。治疗师,由你来处理这个房间里的"大象"(图2.9)。

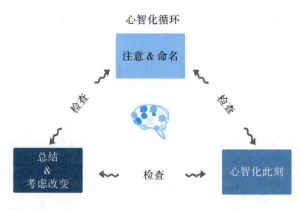

图2.9 心智化循环

注意和命名：心智化循环

希望到目前为止，心智化开始变得有点意义了。你可以看到这种立场是如何被设计来激活认知信任，并帮助你识别心智化或缺乏心智化的情况的。你开始看到3种非心智化模式是如何中断治疗的进展，并且可能对如何重新参与灵活的显性心智化有一些想法。然而，这到底如何与治疗过程联系起来？

还记得我们讨论过的开启和关闭心智化吗？事实上，正如我们在第1章中提到的，每个人都有某些触发因素会关闭心智化，因为没有人能被他们的照护者完美地心智化。那个奇怪的术语"自我异化"——我们再次提起它，它很重要。患者来接受治疗的原因很可能与这些方面有关。所以，作为治疗师，当涉及那些特定的话题时，你要尽职尽责地通过开启或提高心智化来完成任务。当你这样做时，你和患者都会看到一些模式出现。从本质上讲，这不是一种洞察力，而更像是一种程序性的盲点发现，即患者需要在心智化方面得到帮助。在心智化治疗中，我们称这个概念为"注意和命名"。正是通过这个迭代过程（图 2.9），这个未被心智化的盲点被暴露出来以进行检查，并考虑它与促使患者接受治疗的已确定问题的相关性。如果患者、家属和你都认为存在相关性，那么目标就是给这个过程命名。为什么要命名？简单地说，给某样东西命名可以让每个人都能接触到那个"东西"。通过命名，你可以让患者在两次治疗之间对这些未被心智化的盲点保持一定的连续性。在任何治疗中，进展都可能是断断续续的。当这种模式再次出现时，有一种简便的方法来"暂停"行动，这有助于将注意力集中在推进治疗上。

小　结

希望本章向你介绍了心智化治疗方法的基础技术。回顾一下，这些技术包括心智化立场的4个方面、3种非心智化行动模式的识别和处理方法，以及通过利用心智化循环（注意和命名）来发展治疗过程的连续性。

致谢：感谢安娜·弗洛伊德（Anna Freud Centre）儿童和家庭中心及其团队为教育临床医生进行基于心智化的理论和实践培训。下面的链接描述了在一般的 MBT 模型中的训练进展。对青春期问题以及儿童、青少年和家庭也可采取类似的工作途径。

https://www.annafreud.org/training/mentalization-based-treatment-training/mbt-training-programme/

推荐阅读

[1] Anna Freud National Centre for Children and Families. Mentalization-based treatment for adolescence (MBT-A) training programme (2019-12-01). https://www.annafreud.org/training/mentalization based-treatment-training/mbt-a-training-programme/.

（李静雯　王丽妮　译）

第 3 章 家庭治疗中的心智化

Chris W. Grimes, Owen Muir

引　言

对许多治疗师来说，家庭治疗可能会让他们感到不堪重负。根据我们的既往经验，至少对多数美国年轻医生来说，他们通常更愿意进行个体治疗。如果青少年和父母一起进行心理治疗，通常遇到的共同问题是：会让治疗陷入艰难境地，停滞不前。父母把青少年带到治疗室后在外边等候，而且在多数情况下，他们都不会到治疗室内与青少年和治疗师进行定期的会话或访谈等。这让心智化治疗师感到非常困惑。父母和青少年共同生活，将青少年塑造成如今模样且最终还将参与制定青少年的长期发展方向，如果心理治疗离开父母，治疗师该如何开展工作，难道是想让治疗师无法发挥作用吗？

然而，回想我们最初用的词——"不堪重负"——它是有一定道理的；试图让一个人将思想集中于当下是一回事，但如果是一屋子人怎么办？当你想到这些的时候，就需要你转变你的心智化了。从心智化的角度来看，家庭治疗不应该像儿童说的那样"糟糕"。虽然成年人可能不会使用"糟糕"这个词,但他们也会发现家庭治疗是不舒服的,因为他们进行家庭治疗的经历往往会让他们觉得自己被"指责",而羞耻感是一种强大的心智化抑制剂。

亲爱的读者们,这就是我们要说的:"开启心智化吧!"。作为一名治疗师,你最大的作用将不仅仅是帮助青少年个人,还包括帮助他们的心智化"团队"。你必须让整个团队成为一个精神强国,而只关注青少年并不一定能实现这一点。如何改变我们的精神世界?首先,从我们身上可以看到养育我们的人的影子[1]。家庭治疗可以为青少年和他们的父母提供一个更好的学习空间,来帮助他们应对自伤行为。正如我们之前所说的,当父母在照顾有自杀倾向或自伤行为的青少年时,他们会感到非常羞愧,这是一种普遍(几乎是所有人)的现象,这种羞愧感常常被愤怒或者一些极端的、有争议的、旨在保护青少年的行为所掩盖。治疗师也需要记住父母们的想法,帮助他们提高能力,就像我们努力帮助青少年一样。尊重所有焦虑的人,包括你自己,深呼吸,保持平衡,集中精神。

本章将讨论以下内容:

1. 初步的家庭心智化评估和方案制定。

2. 促进家庭内部的心智化:①保持平衡;②强化优势的心智化;③摆脱非心智化。

3. 心智化循环,包含举例。

亲爱的读者,为了帮助你学习这些目标,本章将先回顾一个案例,以突出心智化在家庭治疗中的重要作用。

案例介绍

我发现,当我接诊青少年及其家庭时,最好先倾听,关注当下,对每个成员和整个家庭都展现出真正的兴趣和好奇心。那家庭成员有什么要告诉我的?他们对彼此有什么误解?家庭成员有时会觉得彼此很困惑吗?出于好奇,我鼓励家庭成员在分享他们经历的同时成为他们自己的心理治疗专家。我让他们慢下来,这样我们就可以在他们分享的时候,一起思考他们当时的想法。我问:"现在和我或你的家人谈论这件事是什么感觉?""其他家人知道你有这种感觉吗?"我核实其他人是否理解了他们当时分享的事情。当他们开始允许我了解他们的时候,他们是否已经对彼此有了新的认识?我帮助他们一起设想,他们都想在家庭生活中了解彼此的哪些情况。我坦率地赞扬了他们表达自己感受的惊人能力;当他们表达不安、自杀念头、无助和羞愧的时候,陪伴在他们身边;和他们一起设想他们想要改变什么。

Lydia 今年 12 岁,她一直在努力维持人际关系,先是和家人,现在是学校中越来越多的人际关系。她的父母形容 Lydia "需要帮助" "要求很高" "黏人" "控制欲强",还说朋友们厌倦了她无休止的 "自恋" 和不安。

Lydia 的妈妈 Linda 非常爱她的孩子们,但常感到倦怠和不堪重负,并发现自己的言语和身体都在抗拒 Lydia。她的父亲 Larry 工作时间很长,主要由 Linda 照顾孩子。从 Linda 的角度来看,Lydia 需要别人的关注,并且很想获得父亲的关爱。她相信当父亲在 Lydia 身边时,她会变成 "另一个孩子"。在冲突发生时,Linda 意识到,她认为 Lydia 认为她是 "愚蠢的",这导致了她以防御的姿态回应 Lydia(通常是拿走她的手机)。虽然 Lydia 通常不会说这些话,但 Linda 坚信 Lydia 是这么想的。Linda 经常感到被误解,尤其是当 Larry 不在的时候,她独自和孩子们在一起。她迫切地想要一个可以一起抚养孩子的伴侣,她的婚姻并不幸福。她对 Lydia 反应强烈,几乎就像她自己是另一个青少年。她已经开始屈服于 Lydia 的要求,以避免与她长时间的 "争斗",这往往以 Lydia 割伤自己而告终。

Larry 承认大部分时间都不在家人身边。他明确认为 Lydia 是个 "疯子",并且想知道她为什么要给自己和家人制造这么大的麻烦。他对 Lydia "**应该**" 是什么样子有自己的看法,并根据这种看法行事。在他看来,任何不符合他对家庭运作方式的看法的行为都是 "不好的"。Larry 表示,当他回到家时,Lydia 应该 "在他面前" 并要求他关注自己。Larry 知道 Lydia 总是胡编乱造,没有同理心,也不关心她的行为对家庭的影响。他认为她的自伤是一种操纵,并淡化了她的自杀倾向,认为她是从朋友、学校或媒体那里学来的。他觉得是 Linda 让 Lydia 伤害了她自己。他的解决办法是让 Lydia 把更多的精力放在学校和学习上。当 Larry 出差回来时,Lydia 对母亲的攻击似乎越来越强烈,直到他以有力的方式阻止她,有时甚至是打她。父母双方都认为自伤是 Lydia 做错事后寻求关注的一种方式。亲爱的读者，我想问一个问题：我们在这些陈述中看到了哪些非心智化的模式？

从 Lydia 的角度来看，她并不认为她的母亲是愚蠢的，但她真的认为她的母亲不太喜欢她。她担心她的母亲不快乐，并认为母亲把压力发泄在了她身上。她想知道为什么当她父亲回家时，她母亲似乎变得刻薄起来。她有时害怕父亲发脾气，但她解释说父亲有权利生气。Lydia 形容自己是一个"白痴""孤独的人"，她没有朋友。Lydia 坚持认为她的家人并不关心她，她幻想着自己在另一个家庭生活。在发泄愤怒之后，她感到极度内疚并自伤。割伤自己后，疼痛消退，她又竭尽所能希望能获得母亲的青睐。她在二年级的时候在学校被霸凌，后来她不得不转到了另一所学校重读二年级。别人的拒绝成了 Lydia 认为自己不可爱、愚蠢、孤独、自己是累赘的证据。她知道自己是个糟糕的姐姐和女儿，没有她，家里的其他人会过得更好（框表 3.1）。

> 框表 3.1
>
> 作为作者，我承认，早期"患者"情况，包括护理管理、贫穷、创伤和严重的精神疾病，让我"精疲力竭"。这种"战壕里"的工作让我感到无能为力、不知所措，而且对如何做才能获得改变产生了困惑。我想要一个"救生筏"，但我并不知道作为一个年轻的临床医生，我更需要的其实是心智化。在经历慢性自杀和自伤的家庭心理治疗中尤其如此。问题比比皆是：我应该从哪里开始？如果我说错话了怎么办？我不能很好地处理流血的伤口。如果患者死了怎么办？研究院是怎么说的？我能阻止一个孩子割伤自己吗？如果治疗让事情变得更糟，我该怎么办？学习和应用心智化疗法为我提供了一个"工具箱"，不仅可以修复我的"救生筏"，也可以修复我所治疗的家庭的"救生筏"。我总是想起空姐的安全简报，家长们被要求先戴上自己的氧气面罩。这是一个考虑心智化治疗的好方法：它需要成年人先改变，然后是青少年。这样才能保证我们的安全。

初步的家庭心智化评估和方案制定

我们认识到，当你遇到一个新的患者/家庭时，你需要先收集一些"事实"。如果你在心理治疗过程中准备进行心智化治疗，那么我们应该有很多信息可以收集，首先从寻找事实开始，事实上，在第 4 章中我们将讨论心智化，你可以在一开始就利用它来让你的思维活跃起来。

那么，当我们回顾上述信息时，你认为与心智化能力有关的是什么？这是一个重要的步骤，可以考虑每个人的心智化状态，因为这将帮助你制定一个超越《精神障碍诊断与统计手册（第5版）》（*Diagnostic and Statistical Manual of Mental Disorders, Fifth Edition*，DSM-5）诊断的评估体系，并希望能有更多维度、更能代表青少年和家庭心理治疗的核心问题。我们认识到家庭治疗可能以多种方式开始：你可能被要求同时处理个案和家庭治疗，或者你是更大的治疗团队的一部分，可以让你专注于家庭治疗。每种方法都有独特的获益和挑战，但这超出了本章讨论的范围。我们强烈建议你考虑，如何能在克服系列挑战的情况下保持心智化状态。家庭治疗并不总是需要在每次治疗中都让所有家庭成员参与。有时，将成员分开进行治疗可能更有助于解决问题。所以，当你考虑家庭结构时，我们希望你记住要灵活而不是弹性——这是成功的心智化的关键组成部分。

这里需要澄清的一个重要概念是，在心智化治疗中，我们将"构想"（formulation）视为动词，而不是名词。我们的意思是，这种构想应因地制宜，根据观察到的情况及时调整。评估和构想应与家庭共同讨论，以实现共同的治疗目标。导师、医学博士Efrain Bleiberg常说我们都可以"拥有2%的问题"。作为心理治疗师，通过在早期提出这个观点（并在可能的情况下进行心理化），我们希望在整个评估过程中保持一种能动性、自愿性、充满好奇心和开放性的想法。

构想举例

Lydia是一个年轻的女孩，她正在与她的孤独感、恐惧和厌恶作斗争，她坚信自己不好，应该受到惩罚。对于Lydia为什么会有这样的感觉和行为，父母似乎有自己的想法；然而，父母除了愤怒之外，很少讨论自己的情绪。由于消极情绪不容易表达或理解，家庭成员发现自己被迫处于不应该的争执或者身体冲突之中，使双方都精疲力尽，感到无助和绝望。Lydia把她的自伤看作是这些负面情绪的表达，为格格不入的自我提供了最初证据，并很快变成了Lydia及其家人的绝望和无能的感觉。Lydia的父母似乎在家庭关系中遇到了尚未完全理解的挑战。治疗师会想要支持父母发展一个更有凝聚力的心智化亲子团队，我们的意思是每个父母都在心智化自己和他们的伴侣，除了 Lydia 和她的兄弟。

总体而言，每个家庭成员都表现出很多心智化挑战；在评估过程中可以发现每一种心智化失败的模式。我们认为图 3.1 是一个有用的工具，可以向家庭解释当青少年和他们的家庭正在与严重的心理健康挑战作斗争时经常出现的模式。

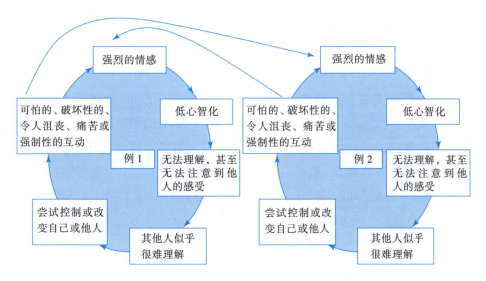

图 3.1 家庭中无意识的恶性循环

加速治疗中的心智化

保持平衡：好奇心

当我们开始心智化治疗时，我们真的很想了解这个家庭，想知道生活在这个家庭里是什么感觉。Lydia 努力寻求支持，所以对她保持好奇，愿意和她在一起，就有足够的力量去发掘问题。在最初的评估和构想完成后，治疗师将这些呈现给家庭，并请他们判断是否认为"正确"，同样重要且可能会发生的是，治疗师可能得到家庭给出的"错误"信息或误判这个家庭所面临的问题。

开始对这个家庭/个人的故事产生好奇后，我们支持家庭建立认同感，明确价值观，识别其中的优势，同时对其长期保持的可能已经僵化的信念和自动反应提出质疑。我们给他们足够的空间，让他们找到语言来描述他们是谁，他们想要什么。我发现来访者很认同我对他们的故事感兴趣和专注的态度。在知道这些之前，我已经了解了很多关于他们的事情，并且已经感受到他们在家庭中的状态。我们确实进行了问询和心智化过程。我们希望来访者对自己的经历和家人的经历有足够的好奇心。父亲是怎么想的？为什么 Lydia 这么拼命地说服我多给她点时间玩手机？如果我是 Linda，我的孩子会是什么样子？如果我是 Lydia，我能想象自己想要自杀吗？

我和全家人其实都非常想知道，当父亲不上班在家时每个人是什么感受。如果你是 Linda、Larry 或 Lydia，你会有什么感觉？在会话中对任何事情保持好奇有助于心智化。当 Larry 对一些关于 Lydia 的事情与我的看法不一致时，我感到困惑并开诚布公地与他分享我的困惑。在进行家庭治疗期间，我努力保持好奇心，验证我的观点，然后引导他们改变想法，而不是告诉他们我的观点。然而，有时我可能会公开地提出"我想知道……"，并温和地"挑战"Larry，让 Larry 进行心智化。对于 Linda，Lydia 坚信 Linda 不爱她。在治疗过程中，我们会思考 Linda 可能还有什么想法。我不会否定 Lydia 的想法，只是在她觉得自己"了解"母亲的时候，鼓励她继续保持好奇的心态。

保持平衡：慢下来 / 情绪调节

当家人讲述他们的故事，尤其是从他们的角度讲述时，我很容易被感动。美国的现代家庭体系丰富多彩，值得探索，有些家庭成员会在你还在猜想别人的想法之前，就认定你已经理解了他们的观点。通过放慢节奏，来让家庭实现心智化。

帮助家长和青少年思考如何通过开发"暂停按钮"以及在会话中模拟减速来加强自己的情绪调节，实现显性心智化。而我们不需要像蜗牛一样缓慢地移动，重要的是，每个人都有机会感到被倾听和被关注。放慢速度首先可以避免误解，让思维重新回到正轨。

我认为家庭中的每个人都希望被倾听和理解，并希望事情会有所改变。

这种想法可以给他们提供空间，让他们可以放慢节奏，看看自己说："嘿，让我们尝试一些不同的东西。"这是每个家庭要达到的终极目标。家庭中形成共同联盟，可以在会谈中行动太快或者争辩时，快速识别并进行有效控制。我们努力放慢节奏，甚至回顾，然后鼓励家人慢下来观察到底是什么情况。他们能想象自己可以这么做吗？

在 Lydia 的家庭中，治疗师开始注意到一个共同的模式，那就是每个人都想掌控谈话方向。随着访谈的进行，家庭成员对为什么会这样有了更多的了解。当他们感到不被理解时，每个人都能够反思自己产生的被忽视和无助的感觉。当感到被误解时，全家人共同从其他人的角度看这一切是什么样子的。在这一刻，允许家庭从外部角度看待自己，通过治疗师的反馈，最重要的是，从彼此的反馈中识别非心智化，关注每个人的感受，包括他们自身的感受。

保持平衡：情绪聚焦

当和这个家庭一起工作时，我常常想知道焦虑、强迫、暴躁和辱骂的背后是什么。Lydia 经常被描述为一个小题大做的人，过于敏感和苛刻、叛逆、冷漠。我很快就发现自己厌倦了这些标签，而是更想知道这个家庭体系中的每个人是什么感觉。带着一定的好奇，我询问了 Lydia 的感受，以及当她的父母称她"易激多变"时，她心里在想什么。当她听到这句话时，她感觉如何，她对自己有什么看法？也许在别人认为她"易激多变"的时候，她感到非常绝望、孤独和不知所措，渴望变成任何人，就是不想成为自己。作为一个家庭，可能值得我们去承认这些感觉的存在，以及思考我们如何看待这些问题。当情绪被识别出来时，愿意放慢节奏，甚至允许片刻的沉默。通常，心智化治疗师会建议："我们能不能先停一会儿？现在我们坐在一起停下来时，我真的很想了解你们每个人的感受。"

随着治疗的进展，治疗师注意到她的父母倾向于以下方式回应 Lydia 的痛苦："Lydia，你太敏感了""Lydia，你说的没有任何意义"。鼓励他们一起思考 Lydia 身上到底发生了什么。敏感指的是什么？我想知道为什么她会说毫无意义。"Lydia，你知道你父母说要求太高是什么意思吗？"帮助父母和孩子一起使用这些情感词汇，并认真思考这些情感是如何在家庭中表现出来的，这是一种很有帮助的方式。我们可能会想象某人有某种感觉，但与此同时，我们也可能会弄错。鼓励家人一起"检查"他们是否做对了。情绪让我们更好地理解我们为什么要做，我们在做什么。在别人真正感兴趣和脆弱并需要帮助的时候分享情绪有助于治愈过程。

保持平衡：聚焦当下

在治疗过程中引入"此时此地"，可以激活治疗关系中的依恋系统。当我们谈论治疗师身上正在发生什么时，我们是在探索当下并从中学习。这提高了情绪温度，让家人从假装模式中脱离出来。例如，我们必须对不与某一成员结盟的想法保持警觉。如果你感觉到来访者可能会觉得你在偏袒某一方，那么大声说出"房间里的大象"也是很重要的。这表明人们对家庭内部可能发生的类似情况感到好奇。类似于 Irvin Yalom 博士讨论小组工作中的"过程照明"[2]，这是心智化治疗师在家庭治疗中进行心智化的重要时刻。

保持平衡：观点采择/换位思考

相互了解对于家庭成员很重要。临床医生应该不仅了解父母在治疗中的样子，也应了解其在治疗外的样子。当父母和孩子坐在一起时，让其他人倾听他们的内心挣扎是什么感觉？我经常听到父母说："当我的孩子受伤时，我应该知道作为父母该怎么做。"他们还会询问应该与孩子讨论自杀和自伤的程度。他们不知道是否应该搜查孩子的身体和房间，或者是否和孩子睡在同一个房间。最重要的是，家不是医院，医院也不可能成为孩子的家，或者一个神奇地保证他们安全的地方。

心智化帮助父母对孩子的行为产生好奇，并为他们探索孩子的思想提供了一个空间。我试着帮助一些家庭在句末用问号代替感叹号。"她为什么离开我！"通过基于心智化的治疗（MBT），这可以变成"她为什么要离开？"然后，我强调了这些句子对于家庭的情感差异——例如，"他只是想要关注。"和"他想引起注意吗？"。父母们开始明白他们到底造成了什么，作为孩子的榜样，对孩子实话实说，不需要为此羞耻。我们如何以更有效的方式相互支持，促进成长，增加能力？

换位思考是治疗师帮助家庭探索如何看待彼此和面对问题的一种新方法和有力工具[3]。放慢节奏，利用角色扮演，或者如"脑部扫描"（见第4章）

等其他活动，有助于家庭进行情绪聚焦[4]。欣赏 Lydia 在家庭和其他关系中看待自己的方式。她是如何看待事物的，我能相信她是在分享一个真实的观点吗？进一步——我们能想到别人的想法和感受吗？他们如何看待世界？这样，其他人就不那么难以理解了。

帮助父母了解孩子认为父母是如何看待这个世界的。他们的孩子如何看待他们，理解他们？Lydia 一直不确定她是否真的被关心，尤其是在她弟弟出生之后。母亲 Linda 提供了无数的镜像，这样就可以理解 Lydia 是如何经历与她最初的依恋对象相关的巨大孤独和痛苦。父亲 Larry 不能在当下倾听别人的观点，为什么这对他如此重要？Larry 最初对治疗师和家人来说神秘莫测。如何最好地支持 Larry，让他讨论他的看法和他的感受，对这个家庭同样重要。

强化优势或提高心智化：谦卑

作为一名临床医生，我做得越多，就越意识到我实际上知之甚少。我已经成为世界上犯错最多的"权威"之一。心智化为我在这项工作中提供了安全感。我知道我非常依赖关系来维持我的生活，帮助我回到正轨。寻求帮助并不容易，尤其是有风险的时候。让治疗的家庭知道治疗师也会犯错误，我会承认错误，并且我非常希望我能带着谦逊的态度树立榜样。我小心翼翼地不嘲笑自己或自嘲，但我愿意听听在我犯错时可能会是什么样子。我经常会参考我从治疗小组其他人那里得到的支持，他们帮助我在面对自己的错误感到自卑和羞愧时，能保持理智思考。

强化优势或提高心智化：幽默

考虑到我们在人类痛苦的领域工作，作为临床医生，我们面临着这种痛苦，对我来说，珍惜与家人在一起的欢乐时刻是很重要的。这些时刻就像"猫追逐猫薄荷"一样快乐，使我们形成安全性依恋关系。为了说"有趣的事情"，你必须理解听者的想法，并经常以一些意想不到的方式犯错误而失败。因此，幽默本质上是一项脑力任务。但在家庭讨论中，相互看着对方或者随便开一个玩笑，就会突然大笑起来，甚至我们会嘲笑自己的非常好的想法。我们可以用旁观角度审视自己，然后说："哇，在所有这些痛苦中，我找到了一些时刻，当我能与家人分享这些痛苦时，这是多么强大啊。"通常，幽默也会妨碍真正的工作，我们可以和家人一起思考，在那些时刻幽默起到了什么作用。虽然Lydia和她的家人有过痛苦和不安的时刻，但他们也有过亲密的时刻，他们可以退后一步笑一笑，或者一起分享回忆。

强化优势或提高心智化：影响感知

认识到任何治疗都可能受未解决的原生家庭问题和代际创伤影响，这是认识影响感知的一个重要概念[4]。没有任何关系比我们的家庭关系更紧密[3]。意识到这个事实，原生家庭的关系可能是所有关系中爱意最多和最伤人的。对大多数人来说，家庭心智化是最难的。了解各种系统和人际因素是如何影响青少年和家庭的，这对真正认识青少年和家庭至关重要。帮助家庭退让，考虑周全各方关系可能是一个强有力的干预。当然，他们可以各自承担一小部分的责任——还记得前文提到的2%规则吗？——很多问题可能是他们无法控制的。通常，我会以一种类似于第1章中标记讨论的方式来夸大这一点。

如果有意愿真正欣赏我们对彼此的影响，那么在家庭中的心智化就会加强对行为的控制。在愧疚和支持自我意识之间就会有一个平衡。影响感知包括欣赏我们如何相互冲突以及由此产生的体验。帮助父母放慢节奏，考虑其他的可能性，并反思他们可能无意或无意识地造成孩子的痛苦。通常情况下，周围已经有足够多的来自自我和他人的指责，但帮助他们理解父母确实在其中扮演了一个角色，而且如何改变他们的角色将影响青少年。所有这些都需要父母承担一定的风险。如果你突破或保持界限，你会看到你的孩子以新的方式回应，或许是新的情感体验，或许是一些强烈的情感体验。父母经常觉得他们"只想"（又有这个词了）知道，为什么他们的孩子是一个会自我毁灭的人。他们误解了孩子的行为，因为他们的心智已经离线了。记住，恐惧会关闭心智化，还有什么比听到你的孩子想死更可怕？如果我从未有过自杀倾向，从未抑郁过，从未挣扎着在别人身上寻找安慰和安全感，我怎么能真正理解？虽然父母可能没有经历过这些感觉，但他们一定想知道，这样孩子才能放心地告诉他们。

强化优势或提高心智化：原谅

最终，这就是我们正在努力的方向。心智化有助于重新考虑家庭破裂的关系，并进入一种"更加好奇，更少愤怒"的状态。原谅是需要时间的，但是通过支持心智化互动，家庭成员理解了他们是如何被误解的。在支持下，Lydia 的父母能够向 Lydia 承认，他们在处理各种情况时并没有起到很好的帮助作用。无论是谁，只要承认自己做错了，都能带来更多的灵活性，让你真的可以"重置"或"重新来过"。

以心智化的方式来检查家庭关系破裂情况（在诊室内或诊室外）。角色扮演（见第 4 章）在这里很有帮助，因为你可以让他们想象从其他家庭成员的角度来看家庭关系是什么样的[3]。当 Lydia 的母亲在 Lydia 的浴室里发现一条带血的毛巾，上面有削笔刀的刀片时，这种方法会很有帮助。"Lydia，得知你母亲发现了这个，你是什么感觉？""你觉得她在想什么？""你觉得父亲回家后她跟他说了什么？""Linda，当 Lydia 知道你发现了这件事时，她是什么感觉？""Lydia，我们是怎么变成这样子的？你能帮我们理解一下吗？"父母是如何处理 Lydia 的回复的？从每个人的角度来看，本可以做哪些不同的事情？一个目标可能是让父母在发现 Lydia 在自伤的过程中停下来，并且做一些不同的事情。保持好奇心真的很难，心智化治疗师鼓励家人思考他们可能会做哪些不一样的事情，或者具体地说，孩子希望父母如何处理这种情况。

强化优势或提高心智化：心理等价

在冲突的时刻，特别是在亲子关系的背景下，Lydia 和她的母亲都能非常确定对方的想法和感受（心理等价）。这些时刻通常伴随着争论、长时间激烈的争吵、愤怒和更多的非心智化。在一次治疗中，Linda 建议，也许他们需要减少 Lydia 浏览电子产品的时间，因为她与家人太长时间不在一起交流了（心理等价）。然而这是霸权行为，Linda！Linda 确信，对 Lydia 来说，社交媒体时间比家庭时间更重要。Linda 此刻的想法表明，她"知道"过度使用社交媒体是 Lydia 与家人疏远的原因。Linda 的育儿理论本质上是目的论，因为她表示，也许 Lydia 可以通过减少看屏幕的时间来向母亲"证明"自己确实关心家庭。Lydia 暴跳如雷，大叫道："胡说！你为什么无缘无故地惩罚我！"对 Lydia 来说，这成为母亲"真的不爱她"的证据，也让她更加肯定这一点，母亲怎么能指责她不爱这个家。正如我们所看到的，非心智化会很快导致更多的非心智化，没有人觉得自己被理解了。

让家人慢下来，用心智化的"手"（轻轻地举起你的手，就像指挥交通一样），和家人分享你的想法。"我们能暂停一下吗？"让他们知道你感到困惑，确保你理解每个人的观点，以及我们是如何变成这样的。模型验证（model validation）并开诚布公地支持此过程。"有人有什么想法吗？""Lydia 现在是什么感觉？""也许我们可以想想 Lydia 此刻的感受。这样可以吗，Lydia？我想知道妈妈怎么会认为你不想花时间和家人在一起。也许你可以思考一下。你觉得妈妈为什么要惩罚你？Lydia，妈妈这么做还有什么其他原因吗？"

使用第 4 章中描述的大脑扫描技术 [3] 来帮助妈妈和 Lydia 考虑对方的想法和行为背后的真实目的。在心智化治疗师的支持下，Lydia 讨论了她母亲"刻薄"时的状态，从她的角度来看，这是什么样子，以及这是什么感觉。治疗师问："Lydia，我们能不能问问妈妈，为什么你疏远她的时候她会有这样的反应？你能和她沟通一下吗？"Lydia 解释说，她感觉她的母亲对她很失望，她想知道如果没有她，她的家庭是否会过得更好。在这些时刻，她找到了家里的问题所在，孤独和空虚压倒了她。她从自我伤害和孤独中得到了解脱，她能够开诚布公地和 Linda 一起反思这些时刻。她表示，她不愿意与母亲分享这些经历，因为她的父母会变得过于关心、干涉，甚至强迫她。这就是为什么她使用电子产品的时间对她很重要，因为它可以帮助她不那么孤独，疏散她的情绪。Linda 表示，如果 Lydia 能更开放地分享她内心的想法，她愿意尝试更多不同的回应方式。Lydia 帮助母亲了解在这些时刻该如何接近她，也了解她对母亲的语言和非语言反应有多敏感。Lydia 泪流满面地倾诉着她是如何认为母亲对她的爱是贫乏的。治疗师支持家庭从确定、强迫和被动的态度，转向好奇、合作，并愿意接受不确定性，尤其是在无助和情绪崩溃的时刻。

摆脱非心智化：假装模式

在一次治疗中，这家人开始讨论最近的一次自伤事件，父母说出了他们内心的疑惑——当他们不确定 Lydia 是否安全的时候，他们该如何应对。

Linda 表示，她非常想知道该如何理解和回应 Lydia 的自伤，并对 Lydia 让她进入她的世界非常感兴趣。但 Lydia 说得很清楚，她不想和母亲分享。接下来的几分钟，父亲 Larry 继续对 Lydia 说教，告诉她遵守家庭价值观是多么重要，并说如果她不开始为自己的行为负责，她长大后将会过得很艰难。Lydia 对父母大喊，让他们别管她，让她做自己想做的事，因为她"不需要他们"（假装模式）。她表示，如果他们停止无休止的惩罚，她可能会敞开心扉。Linda 很快回应说，如果她不愿意敞开心扉，与家人和睦共处，也许她需要去医院。Lydia 表示，她"不在乎""并不重要"，这让她的父母难过（假装模式）。她说他们不给她任何自由，例如她的父母把她卧室的门从铰链上拆下来，妈妈和她睡在同一个房间里，父母把家里所有的"利器"都锁上了。这些言语往往会增加父母对 Lydia 安全的焦虑，他们会以更具目的性的方式做出回应，让人感到强迫和不安（为了保证她的"安全"）。

当你有一种假装模式的感觉时，不要沉浸在试图理解假装中。你可以感同身受，但不能认为对方所说的是真实的。治疗师会调查更多，挖掘得更深，以充分理解当下发生的事情。保持这个状态，保持好奇……"我有点困惑，不知道你们能不能帮帮我？你们现在感觉怎么样？"（情绪聚焦）。"像这样被困住是什么感觉？其中一些言语与我在之前的治疗中听到的有所不同，特别是当谈到你们有多么关心彼此时。"Linda 解释说，她知道 Lydia 经常独自面对痛苦，而且不愿意与她分享，这令人感到非常焦虑和可怕。"Linda，我不知道 Lydia 是否知道你为什么这么想了解她的经历。我们能问问 Lydia 吗？"Lydia 表示，她没有从母亲那里听到这些，也不确定母亲是否真的关心，因为当母亲问问题时，感觉很"假"。治疗师想知道 Linda 以前是否从 Lydia 那里听到过这些话，现在听到这些话是什么感觉。通过参与心智化，他们可以更多地了解他们从外部如何看待彼此（一种感觉/行为游戏），他们能够更多地思考 Linda 是如何"假装"的。

摆脱非心智化：目的论模式

现在，Lydia 正处于我们所说的"证明"模式（也被称为目的论模式）。你必须通过说话、表演、倾听和一直保持某种方式来证明你爱她（不管她在语言上或身体上向你投射什么）。她希望她的朋友也可以以一定的方式表达友情。这才能让她确认他们是值得信赖的，她也会定期检查，以确保他们仍然是朋友。我们也可以在她父母对 Lydia 痛苦的反应中看到这种模式。在一次治疗中，Lydia 正在讲述她在学校的一个令人痛苦的状况。当她父亲打断她时，她泪流满面，变得沉默。他不耐烦地告诉她往前走，忽略那个人，或者学着与人相处。他指出家庭也是如此，如果她能和睦相处，融入家庭，家里的每个人都会很开心。

在这里你要迅速介入，并讲出这个明显存在却被大家避而不谈的问题。大声说出你的困境……"Larry，我能阻止你吗？我想我可能漏掉了什么，我真的很想和你确认一下。"但是，我觉得我需要先和 Lydia 确认一下。"你能帮我吗？你知道 Lydia 当时可能发生了什么吗？她似乎变得安静了，我想我从她的眼中看到了什么（显然是眼泪）。我们能和她一起去看看吗？"Larry 可以停下检查，但 Lydia 表示她的父亲并不想了解她，并把每个人的问题都归咎于她。"Lydia，我们能跟爸爸核实一下吗？""Larry，我想知道你是否有兴趣更多地了解 Lydia。"Larry 坚持说有，但他"只是不知道如何去了解 Lydia，尤其是当她一直待在房间里的时候。""Lydia，听到你爸爸这样想，你意识到什么？没有？好的。那听到这个消息是什么感觉？如果我们能倒回去，要不要试着再体会一次。如果他再次听你讲述这种情况，你会告诉他该怎么做？"回到 Larry 身边，和 Larry 一起公开讨论："Larry，很抱歉我不得不打断你。我想我错过了你听到 Lydia 在这种社交场合挣扎时的感受。"（情绪聚焦）。

心智化循环

心智化循环是治疗师识别家庭内部非心智化模式或非心智化循环的"路线图"，也是家庭摆脱看似永无止境、无望循环模式的方法之一[4]。当你感觉有足够的证据表明一种可能的非心智化模式，那么大声地问你的家人是否也会注意到这种模式。在 Lydia 的家里，治疗师会请求打断他们："我们能暂停一下吗？我想知道你们是否都看到了我所看到的。每个人都在同时说话，音量越来越大，这让我怀疑你们是否感到被理解或被倾听。你们怎么看？"这种检查可以让家人意识到，他们是否在"此时此地"看到了这种情况。

心智化此刻（mentalizing the moment）包括带着情绪坐下来，真正理解每个人同时说话的时候是什么样子。"他们是如何想象自己陷入这种境地的？""它的目的是什么？他们是否都在某种程度上对此刻的状态做出了贡献？""我们在这种情况下是什么感觉？"一定要花时间真正聆听每个人此刻的感受。通过对比他们在循环中的感觉和他们不在循环中的感觉来标记心智化。

在整个过程中，与家人一起认知思考，他们是否会在家庭生活的其他领域遇到这种模式（概括）。Lydia 的家人发现，在早上和睡前，每个人都在说话，而不是在倾听。我们帮助他们总结，并探索他们是否愿意考虑改变（consider changing）他们家庭中的情况。家庭治疗师甚至不认为家庭想要改变这种模式，也不愿尝试。检查（checking）贯穿于整个过程，因为我们想在循环时对家庭加强/标记心智化。这个家庭被邀请对这个循环命名（name），这样做非常明智，这样当家庭或任何一个成员确定他们在循环中时，可以大声说出这个名字，这有助于每个人（希望）回到"心智化时刻"，并且让他们记住他们计划做一些不同的事情。这个家庭面临的挑战是一起思考如何描述"每个人同时说话"。他们想出了"系统超载""家庭不和""房间里没有耳朵，只有嘴巴"等聪明的主意。让他们思考每个人同时说话时他们的感觉，我们支持家庭心智化此刻。他们是怎么走到这一步的，每个人的这种行为背后的原因是什么？"让我们认真思考一下，现在在这个循环中是什么感觉。这将帮助我们更好地认识未来的这些时刻。"邀请（invite vision）他们想象一个他们能够进行对话的世界，在这个世界中，他们能够真正听到对方的声音，并感到自己被倾听。他们各自会做哪些不一样的事情？这将为家庭提供一种心智化的路径，并且让他们知道如果发现他们没有心智化时他们该怎么做。然后，他们把治疗中学习到的知识，如放慢节奏、探索、回顾和实施这些技能，并在家里一起计划实施。

你会发现这个循环没有特定的顺序，治疗师可能会分心，探索各种家庭动态和其他互动过程，然后再回到这个循环中。此外，治疗师可以加强需要加强的心智化领域（确定模式），因为这个循环是与家庭共同构建的。我们的目标是让会谈从一个特定互动模式转向"扩大视野"和"发掘更多普遍理解的领域"[5]。现在，我们将研究循环的几个例子，以及它们如何帮助家庭成员理解自己（图 3.2）。

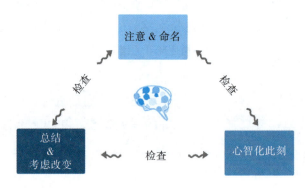

图 3.2　心智化循环

心理等价："打开门？"

　　Lydia 泪流满面地来咨询，因为她母亲昨晚拿走了她的手机。Linda 说 Lydia 参加完学校的活动后"气呼呼地"回到家，拒绝说话。Linda 拿走了 Lydia 的手机，是因为当问她过得怎么样时，Lydia 表现得"不尊重"。因为 Lydia 拒绝和她说话，她越来越确定发生了什么不好的事情，Lydia 昨晚还打算伤害自己。Lydia 表示，这次谈话持续了一个多小时，她母亲猜测了各种各样的事情，但她们没有任何进展，因为母亲不给她空间。当治疗师努力回想当时发生的事情时，他注意到一个熟悉的模式，Linda 真的想知道 Lydia 的想法，但这样做是侵扰性的，并在后来升级为强迫。治疗师一边自言自语，一边怀疑这种感觉是否熟悉。治疗师支持他们心智化此刻。Lydia 表示，她母亲认为通往她的房间和她的思想的门都是 24 小时敞开的。Linda 放慢了语速（给予更多的支持！），并解释说，她对 Lydia 的想法了解得越多，她就越想知道，这样她才能帮助 Lydia。Linda 泪流满面地说，Lydia 感到如此孤独以至于可能用自伤来应对，这是可怕和痛苦的，她真的只想帮助她，而不是伤害她。她意识到自己问了很多问题，这是侵扰性的。Lydia 表示她怀疑母亲在这些时刻是否真的关心她，因为 Linda 似乎更专注于控制 Lydia 的行为。而 Linda 表示，当 Lydia 把她拒之门外时，她感到无助和孤独。Lydia 也承认这些感受，尤其是在情绪爆发之后。她们还讨论了其他情况，在这些情况下，Linda 往往会觉得门总是敞开的。Lydia 能够讲述母亲的焦虑实际上只会导致更多的压力和疏远。她也能体会到，她的沉默可能会让母亲担心她。她们变得好奇，能够检查假设和误解。她们将这个熟悉的模式命名为"打开门？"并且能够考虑建立新世界（视觉邀请），在这个世界里，Lydia 和 Linda 能够在隐私和公开交流之间取得平衡，尤其是在情绪激动的时候。当这种循环在她们的关系中发生时（甚至在她们各自拥有的其他关系的情况下），她们能够总结（generalize）这些时刻，当治疗结束后，她们觉得自己已经准备好了，在没有治疗师在场的情况下也可以识别并停止这些模式。

假装模式："摩天轮"

在一次咨询中，Linda 表示，考虑到 Lydia 的成绩不够好，还不能将社交软件重新装回手机。Lydia 对此非常生气，大声说她恨不得立刻到 18 岁，因为那时她就可以做她想做的事了。她"不需要"父母，"成绩不重要"，她自己会"过得很好"。Linda 表示，如果 Lydia 不需要父母，她会拿走手机，因为 Lydia 现在显然可以自己用手机支付了。治疗师注意到一个熟悉的模式，当 Lydia 不需要父母的支持时，她的父母会以焦虑和威胁来回应。治疗师非常好奇家庭成员是否也意识到这种模式。似乎当 Lydia 觉得有人限制了她的自由时，她就会说自己不需要别人，这就激发了她母亲的焦虑。Linda 反应很快，快速加入了 Lydia 的假装模式，而不是以心智化方式回应。治疗师分享了一个"摩天轮"的例子，他们似乎一圈又一圈地转着，不知道如何或何时下车。通过心智化此刻的过程，Lydia 讲述了她是如何意识到自己在寻求帮助和接受帮助时挣扎的，但却很难承认自己需要别人。从她的角度来看，她变得"固执"、不肯退让。Linda 开玩笑地表示，Lydia 可能是从她那里学来的，因为她也认为自己很"固执"。Linda 承认，看着唯一的女儿长大也很难过，她会努力让 Lydia 更独立，因为她们之间建立了信任。她们能够想到其他类似的情况，已经在这个摩天轮（命名）上，但由于她们的固执（总结），她们都无法下车。Lydia 说她有时确实需要帮助，但不知道如何寻求帮助。她也想知道如果她寻求帮助是否会让事情变得更糟。家庭成员可以集思广益地想出离开摩天轮的方法（考虑改变），想象一下如果他们能很快注意到摩天轮并做一些不同的事情（视觉邀请）会是什么样子。

目的论模式："上课的声音"

Lydia在讨论一个朋友"辜负了她的信任"的情况时，失控了。她的父母很快介入，建议她做各种事情来应对这种情况。Lydia哭得更伤心了，治疗师停顿了一下，注意到上次家庭治疗中的模式再次出现，父亲Larry在上一次治疗中也跳出来，错过了更多了解Lydia的机会。治疗师再次回顾并讨论这种可能的模式。治疗师好奇地询问，父母是否很难发觉Lydia在人际交往中的痛苦，也不知道如何帮助她。父母承认他们的焦虑和无助。当Lydia心烦意乱时，需要空间来讨论她的情绪，Lydia需要帮助她的父母理解这个空间的重要性。她指出父母的做法倾向于"上课的声音"，而不是积极倾听。治疗师想知道他们能否坐在一起，体会"上课的声音"到底是什么。他们每个人做什么，感觉什么，想什么？他们看起来是什么样子的？通过慢下来，思考当下，Lydia和父母能够用语言表达他们内心的精神状态，并承认他们想做一些不同的事情（考虑改变）。父母想要提供帮助，Lydia想要向父母敞开她对人际问题的感受。当他们每个人都在体验"上课的声音"时，他们能够思考暂停的方法，以及他们会做什么不同的事情（命名）。然后治疗师鼓励他们在"上课的声音"出现时想想其他时刻（总结），这样他们就可以为离开访谈做准备。然后，治疗师会邀请家人探索（视觉邀请），如果他们能够在"上课的声音"变得难以承受之前放松下来，可能会是什么样子。

小　结

正如我们在Lydia的家庭中看到的，不仅仅是Lydia在与心智化作斗争，非心智化是会传染的，可以像野火一样蔓延，尤其是当涉及我们孩子的安全时。羞耻感可以消耗或抑制我们的开放感、好奇心和意愿。家庭模式中的强制性通常可以被理解为不顾一切地保护所爱的人的安全。这种控制的错觉是有代价的，因为它可能会在与孩子的关系中滋生不信任和距离感，而这些孩子本来就难以感受到与人的联系。在治疗过程中，家庭从心智化治疗师那里了解到慢下来的重要性，在面对某种确定时质疑自己，并愿意以一种可能增进彼此理解的态度进行对话。他们学会识别他人的感受，学会信任并公开分享自己的看法，作为一个家庭，他们学会识别和解决当下的不良模式。

Lydia一直不确定其他家庭成员是否真的关心或者了解她。自伤是她向父母展示、传递和证明她很痛苦的方式。随着时间的推移，Lydia越来越多地了解到她所做的事情阻碍了她被倾听和满足自己需求的可能，而她的父母也越来越多地了解到，他们努力保护Lydia安全的方式可能会导致Lydia感到更加孤独、孤立，甚至绝望。我已经学会认识到（并且仍然努力验证这个想法），作为一名治疗师，我拥有的最强大的工具之一是我与来访者的关系。心智化理论和技术可以让治疗师与每个家庭成员建立信任，以促进心智化来帮助家庭系统内各个成员做出改变。

Lydia和她的家人一直在努力理解彼此，尤其是在情绪紧张、自杀和自伤风险增加的时候。这个家庭就像许多与自杀想法和行为、自伤行为和失控行为进行斗争的家庭一样，多年来一直处于这样的循环中。使用心智化工具箱可以让所有家庭成员都拥有自己的"2%"，更清楚地从外部观察自己，从内部观察别人，命名非心智化时刻，共同面对情绪风暴并做出建设性改变。事实上，当他们在治疗之外使用这些工具时，情绪风暴和自伤/非自杀性自伤（SI/NSSI）已逐渐改善。我们所追求的不仅仅是一个圆满的结局。这是一系列有趣的结局，一遍又一遍，每一次对误会的理解都使下一处更加圆满！我们考虑将基于心智化的家庭治疗（MBTF）循环命名为"良性循环"（virtuous cycle），但显然这个名字已经有人用了。

支持家庭在家庭系统范围内重新建立一种安全感，当他们感到没有什么是安全的时候，需要家庭系统内的人做出改变。对于治疗师来说，重要的是要保持心智化"安全筏"随时可用。对我来说，我之所以能"浮在水面上"，是因为我的咨询小组、督导、个人治疗、自我疗愈、导师、家庭，允许我作为治疗师公开谈论我自己的恐惧和挣扎。当我在这些支持下进行自我心智化时，我才能作为一个心智化治疗师尽我所能地进行心智化治疗。

参考文献

[1] Fonagy P, Gergely G, Jurist EL, et al. Affect regulation, mentalization, and the development of the self. 1st ed. New York: Other Press, 2002.
[2] Yalom ID. The theory and practice of group psychotherapy. 4th ed. New York: Basic Books, 1995.
[3] Bateman A, Fonagy P. Handbook of mentalizing in mental health practice. 1st ed. Arlington: American Psychiatric Publishing, 2012.
[4] Asen E, Fonagy P. Mentalization-based therapeutic interventions for families. J Fam Ther, 2012, 34:347–370.
[5] Bateman A, Fonagy P. Handbook of mentalizing in mental health practice. 2nd ed. Washington, DC: American Psychiatric Publishing, 2019.

（吴迪　译）

基于心智化的治疗活动、游戏和互动

第 4 章

Chris W. Grimes, Laurel L. Williams

引　言

　　本章旨在提供一些可能有助于促进心智化的具体活动。心智化从本质上来说是一种积极的活动。对于一本关于青少年自杀和自伤的书，我们截至本章尚未强调基于心智化的青少年治疗（MBT-A）有多少获益，我们将在此进行阐述。我们经常明确地讨论心智化（动词）和心智化（名词），以使治疗师和患者的注意力集中在行动上。正如我们在第 2 章中所提到的，心智化治疗师是在他们职责的基础上从事一系列积极活动，以保持心理平衡。对于正在监测心智化"温度"的治疗师来说，积极的活动可以帮助患者从"太冷"的过程（假装模式）或"太热"的过程（目的论模式或心理等价）逐渐恢复平衡。此外，积极的活动还可以帮助治疗师更好地理解患者及其家属的心智化能力[1]。我们知道所有人都有可能关闭心智化，而积极的活动可以帮助你和参与者在广泛范围内和特定的主题上程式化地注意、标记并指出一个非心智化的热点。重要的是，对于家庭和治疗师来说，

C. W. Grimes · L. L. Williams (✉)
Menninger Department of Psychiatry and Behavioral Sciences, Baylor College of Medicine, Houston, TX, USA
e-mail: laurelw@bcm.edu

© Springer Nature Switzerland AG 2020
L. L. Williams, O. Muir (eds.), *Adolescent Suicide and Self-Injury,*
https://doi.org/10.1007/978-3-030-42875-4_4

促进心智化的活动和幽默感有一个共同的特点：想象和误解，然后找出我们理解错误的地方，这些可以是很有趣的。这就是为什么笑话很有趣——"我以为会有另一个答案来解释为什么鸡会过马路，但答案比我想象的简单。"同样，与裁判拳击赛一样的治疗相比，好奇和积极的态度会更加有趣。所以，当你利用以下活动时，准备好接受家庭的热烈欢迎吧。

心智化治疗师要注意语言和它们的意义，并坚持不懈地参与到寻求更好的理解中。为此，我们对这样一种想法很敏感，即当自杀或自伤的想法或行为被讨论或处理时，一个单词活动或游戏可能看起来过于"轻松"。然而，这正是我们需要治疗师去思考的难题。回想一下，在第 1 章中，我们讨论了婴儿是如何了解自己思想的，是通过父母对他们尖叫，还是他们对父母尖叫？不，亲爱的读者，是当父母表现出有标记的镜像行为时。人类什么时候学习？当他们的安全地带被激活时，通常是处于一个有安全感的环境中时。所以，我们鼓励你作为心智化治疗师，来协助示范为什么一个活动或游戏对提高心智化治疗技术至关重要。

这些活动能够更加系统、安全和有趣地促进围绕着精神状态的探索[2]。这些活动的趣味性和固有的幽默感是其内在挑战性的一部分，正是这种挑战性让这些活动在恢复心智化方面发挥了巨大的作用。活动应提供情感距离、安全和可预测性，这更有可能重新使心智化在线，并在依恋关系的背景下恢复认知信任。一旦认知信任得到恢复，家庭成员就更能够换位思考，并学习了解自己和家庭成员其他新的方面，讨论未曾表达过的担忧或感受，从而进一步消除误解。这些类型的互动应成为所有家庭成员练习耐痛苦能力、情绪调节、人际交往效率及心智化能力等技术的重要机会。一般来说，此类活动允许成员从外部审视自己，从内部了解他人，并发现这个过程中的快乐和意义。

我们将为读者提供 6 种治疗策略用来恢复平衡，让自己可以更好地理解和他人的具体心智化活动，从而通过增强意识来消除误解。在讨论这些活动时，我们将与读者一起回顾心智化的主要元素。我们的论点是：一旦你想到心智化行动，你将可能发现乃至发明出许多能帮助一个年轻人、一个家庭或一个团体的额外活动。需要说明的是，这些治疗策略可能被许多经验更丰富的治疗师所熟知。这也是设计活动的价值体现，因为当一项活动可以提高对自己和他人的认识时，它就增强了心智化能力。阅读本章时，请回想你可能已经成功地参与了哪些活动，它们会促进心智化吗？如果是，那太棒了。如果没有，不妨考虑一下如果这些活动更直接地强调心智化，它们是否会变得更加成功。记住一个简单的格言：保持惊喜。

本章将讨论以下内容：

1. 介绍另一个。
2. 暂停键。
3. 角色转换活动。
4. 感觉和行动。
5. 家庭建模。
6. 想法（或大脑）扫描。
7. 游戏和活动的安全、时机和沟通。

介绍另一个（介绍，对假装模式的挑战）

"介绍另一个"是一个了解家庭的心智化"破冰船"，同时也介绍了家庭的心智化立场。这种类型的活动可以是你第一次尝试对患者及其家人进行的初步评估。如果一个新朋友第一次来到小组，这个活动也同样有用，这将在第6章中进一步讨论。在这本书中，你甚至可以使用这种类型的活动来鼓励参与者考虑一个目前不在场的人，以便更好地定义你的患者或家人在心智化环境中可能拥有的社会联系。

我们鼓励家庭成员花时间互相给治疗师介绍彼此，例如，最年轻的人介绍另一个年轻的人，以此类推。类似"你能告诉我_____吗？"的开放性问题可以让人们说出他们能想到的东西。鼓励他们在考虑如何介绍的时候多花时间。如果这个人感到焦虑、不知所措或害羞，或感到"卡住"时，我们是可以提示的。认识到你可能会让他们为难，并对他们的想法充满好奇。如果需要提示，可以通过建议来接近对方，例如"我想知道你是否觉得被困住了，我想知道其他成员是否知道什么会阻碍你。如果你愿意，我还可以再问几个问题吗？"你可以通过让他们思考这个人是谁，他们是什么样的父亲、母亲、姐妹、兄弟，以及在他们身边时的感受来提示他们。

如果这个过程对家庭来说是安全的（我们可能会极其想知道），你可以通过让每个家庭成员来反思这个问题——例如，"听到她用这种方式向我描述你是什么感觉？感觉怎么样？她遗漏了什么吗？你对别人说的话感到惊讶吗？"在活动结束时，让家庭成员反思他们是如何被彼此介绍的，每个被介绍的家庭成员都应反思他人对自己的介绍，以及这是否"符合"他们对自己的了解，被他人介绍是什么感觉，等等。这个过程的"循环"性质（观点、检查、观点的修订、检查、重复）是心智化循环模型的一部分，这在第 2 章中讨论过。

在这个活动中，治疗师在开始的时候需要评估个人和家庭的心智化能力，观察并注意具体的心智化优势和非心智化模式。家庭成员也可以很快了解到，他们已有的想法或可能产生过的想象也是其他家庭成员所想的，或者，他们对彼此的"了解"是什么，并非总是如人所想，这些均挑战他们自己想法的确定性。我们经常会听到家庭成员用非常具体的词汇来描述其他家庭成员，或者很难找到合适的语言来描述。他们可能会关注角色、行为或做出假设。他们更倾向于忽略对方的"负面"品质，或者把注意力集中在那些错误的地方。

这项活动为青少年提供了一种类似脚手架般的支撑和安全感。因为这项活动有助于他们意识到，干预是为了支持家庭，而不是"仅仅"专注于侵入青少年的思想。家庭这个概念立即被引入这种新的存在和互动方式。以家庭为单位，学习如何利用治疗师的思维，并开始信任此类活动所提供的空间。这些均为这个家庭未来开展包括自杀和自伤等具体话题的对话奠定了基础。

暂停键（对心理等价或目的论模式的挑战）

这是一个需要提前做好准备的策略。当你引入创建一个安全的地方共享"规则"时，你可能会考虑将其作为综合治疗的一个重要组成部分。和往常一样，在建模过程中使用"暂停键"可以进一步加强该概念并作为改进心智化的一个关键组成部分。

患者或他们的家人也会创建一个属于自己的暂停键。治疗师进一步支持该暂停键的构建并使其更为个性化。治疗师解释说，暂停键是一种物理表现（并不是所有的目的性事物都是不好的），它提醒人们，他们每个人都有能力放慢节奏，做一些不同的事情。我经常引用篮球比赛中使用"暂停"的例子，当事情没有按照预期进行时，教练可能会要求暂停。这不仅提供了一个喘息的机会，一个重组的时间，还可以提供一个在暂停结束后改变策略并做一些不同尝试的机会。我强调了在暂停后比赛将继续进行的事实，以及回到非心智化的时刻并进行修复的重要性。当以这种方式进行思考时，每个家庭成员都愿意做出退让，停下来，并倾听他人讲话，以备下一次能以一种更好奇和有意的方式重新开始心智化过程。仅仅放慢节奏就可以提供心智化重新"在线"的机会，并支持心智化此刻、情绪调节和代理[2]。熟悉即兴喜剧的人很快就会意识到这一点，它几乎和游戏"冻结"一样，只不过这里的停顿是用于治疗而不是喜剧效果。

暂停键让每个人都有机会减速而不是立即做出反应。尤其是当年轻人陷入挣扎并表示需要支持时，让所有人放慢节奏可能是至关重要的。我们需要认识到在这些时刻，这对任何人来说都不容易。简单地（或许并不那么简单）按下暂停键便可以提供减速机会。暂停可以确保青少年的父母放慢节奏，并为他/她提供适当的空间，同时重新思考新的、理想的且更有帮助的应对方式。讨论一周中当一种熟悉的循环或情绪状态出现时，家人成功停下来的时刻，也可以是暂停键能够被按下的强有力的反思时刻。回想一下剧作家使用这种方法的频率——在回到与其他角色的互动之前，当角色打破第四堵墙，向观众解释他们的心理状态，然后再回到与其他角色的互动中来。这正是我们希望家庭能够做的：停下当前激烈交流的"非心智"列车，并在继续战斗的压力缓解后表达他们的想法和感受。

当治疗师在治疗时发现非心智化或良好的心智化时刻时也可以在过程中按下暂停键，让家庭"冻结"[1]。通常，我发现大多数青少年或父母在觉得被误解或觉得别人难以理解时会使用暂停键。这项活动为家庭提供了一个有趣且清晰的方式来体会每个人的感受和想法的机会："我想和你一起看看。"

这个活动的变化形式不局限于"暂停键"，它还可以包括头脑风暴或"其他键"的想法。例如，某些家庭可能会开发一个取决于对话的温度"音量控制键"，任何人都可以打开或关闭。某些家庭可能会形成一个"好奇心键"，允许任何成员在房间里缺乏好奇心时按下它。解释一下，有时你可能会关闭这个键，然后打开一个"听键"。这些"键"让家庭专注于可以加强心智化的领域，并让每个人都感觉到，他们可以对互动产生影响。这些"键"是让家庭在当下练习心智化及考虑新的做事方式的方法。

角色转换活动（所有3个心智化失败）

正如 Asen 和 Fonagy 所描述的，角色转换活动旨在让家庭"看到其他人存在的困难，并且明白家庭可能有助于找到他人所需的解决方案"[2]。治疗师通过让家庭成员转换角色，相互指导或指引特定的情景或互动。就像在心理剧中一样，角色转换为个人提供了一种让自己真正站在另一个人的立场上的方式。首先，让年轻人确定一个父母将面临的情景。通过这种活动，年轻人就会知道如果父母身处这种情景下会想什么、感受到什么和做什么。在某种程度上，治疗师鼓励父母和年轻人以相似的和不同的方式来反思这个活动，并反思他们的想法和感受[2]。父母也可以为年轻人提出一些他们扮演父母而父母将扮演年轻人的情景。

例如，在药物依从性方面存在困难的年轻人可能会扮演父母的角色，负责确保年轻人服药。在另一个与自伤有关的例子中，年轻人可能会扮演一个进屋时发现儿子割伤了自己的父亲角色。他必须对这种情况作出反应，而这样做就必须使自己站在他父亲的立场上。扮演儿子的父亲会想象作为一个年轻人需要面对这一切是什么感觉。对儿子来说，站在父亲的立场上也值得深入讨论。

Asen 和 Fonagy 观察到"治疗师的主要角色是促进角色扮演，然后鼓励家庭成员反思自己和他人的经历，目的是欣赏彼此思想的相似性和不同之处"[2]。为了让情景更加有趣，治疗师可以扮演活动"导演"的角色，在支持心智化的过程中放慢他们的速度，或在相应时间带领他们切换到另一个时刻。这类活动能够为家庭成员提供角色转换、培养好奇心、挑战确定性的实践机会。如果成员们仅仅以个人形式参与活动，他们很可能会认为他们会做的事情并不总是他们角色扮演的结果，也因此更有可能被在这种情况下原本会做什么这一想法干扰而脱离假装模式。当在目的论或"证明它"的模式下开展活动时，家庭成员可以学习到针对一个问题的多种潜在的解决方法，进一步理解不是任何人都必须"证明"自己。相反，我们更加支持讨论信任和值得信任的感觉，特别是当事情进展不顺利或有很强的安全感的时候。

"感觉和行动"活动（假装模式）

正如 Asen 和 Fonagy 所描述的，"感觉和行动"的活动为家庭提供了一个探索"不同的人是如何回应他们内心感受"的机会[2]。治疗师让每个家庭成员讨论他们过去一周内在家庭中经历的各种情绪，包括呵护、困惑、关心、快乐、愤怒等。治疗师鼓励家庭成员思考所有正面和负面的情绪。在确定 6~8 种情绪后，积极参与游戏的治疗师要求每个人模仿（不嘲笑）家庭成员表现出的一种特定情绪（如愤怒时翻白眼），并说明其他家庭成员感到恼怒时会做什么。然后，这个家庭开始玩游戏"烫手山芋"[2]。一个人扔出土豆（或球），并说出上面提到的一种情绪。然后，捕手会描述投掷者在感受情绪时的行为以及他们的感受。然后捕手变成投掷者，游戏继续进行。治疗师鼓励家庭成员在这个游戏中逐渐加快速度，直到治疗师按下暂停键。

正如 Asen 和 Fonagy 解释的那样，"治疗师问每个人在活动中这是什么样子的，然后家庭成员讨论他们在表达情绪方面有多不同和相似"[2]。这种活动让家庭成员能够反思自己和彼此之间的情感反应。理想状态下，家庭成员应该通过更准确地阅读对方的信息，更清楚地了解如何支持和回应对方。治疗师则需要利用这个机会更多地探索情绪状态并继续建立心智化立场。

其他的变化可能包括投掷者陈述一种情绪或捕手对过去一周他们感受到的情绪的反应。投掷者可能会提到一种经验或情景，而捕手则会陈述他或她在这种情况下的感受。投掷者可能会发出一种情绪，捕手则需要依此来描述投掷者的样子并表达他们的感觉[2]。

家庭建模（假装模式，普遍缺乏知识）

家庭建模活动允许所有成员练习在视觉表征中表达家庭动态和个人感觉状态。这允许家庭成员从别人的角度来看他们自己。让家庭成员考虑一下，无论是作为一个团体还是个人，如果他们是艺术家，他们将如何呈现自己和家庭成员。这可能是对这个家庭在其中一个循环中的样子的描述，或者是对最近一个非心智化时刻的表现。你可以让一家人使用彼此和房间里的物品／空间来创建一个模型（类似于心理剧中的家庭雕像），并支持一个成员向家庭其他人解释他的"艺术作品"。

治疗师向家庭提出关注情感、换位思考和影响意识的问题。家庭成员从外部探索他们每个人的样子，以及其他人可能会想象对方的内心感受和想法。例如，母亲不得不把所有人团结在一起是什么感觉？作为一个迷失方向的孩子，远离家庭的其他人是什么感觉？我想知道为什么所有的负能量都施加在父亲身上？你也可以让他们重新创建家庭模型，以他们所希望的家庭的样子——例如，在一个更团结而不是有距离感的圈子里。

回忆一下第3章中讨论过的Lydia一家，Lydia模拟的家中场景是：父母进进出出，她和母亲互相拉扯着对方的头发，而她哥哥独自坐在角落里抱着笔记本电脑。这个场景可以帮助家庭成员想象Lydia眼里的家庭是什么样子。父亲能够从Lydia的观点出发，看到自己是进进出出的，并变得好奇这对她和这个家庭的其他人来说是什么样子的。而母亲泪流满面，并和Lydia的哥哥讨论他是否也会这样想。Lydia用她的"魔法棒"向家人展示了她想要的样子，他们一起围坐一圈玩了一场家庭卡片游戏。

想法（或大脑）扫描（假装模式，普遍缺乏心智化）

想法扫描（或大脑扫描）[1]是一项可以让成员们真正地思考他人想法的活动（图4.1）。治疗师给家庭的每一个成员一份大脑图像（图4.1），并让每个家庭成员都想象其他人的想法，然后在图中的圆圈里填写他人对一个特定话题或情况的想法或感受。这些最好是在当下进行。这项活动可为家庭说明"读心术"的局限性，以及我们经常不知道别人的想法是什么[2]。

Lydia 和她的母亲发生了激烈的冲突，而事件的导火索是因为母亲在她房间里找到刀片，在此之后她们完成了大脑扫描活动。她们每人填写另一个人的大脑扫描图。每个人都被要求思考此事件后对方的感受和想法。母亲以为她的女儿讨厌她，再也不会和她说话了。Lydia 则表示，她觉得母亲再也不会信任她，也永远不会给她空间。他们都能够谈论自己的感受，并且看看他们自己到底发生了什么。

尽管这种活动存在许多不同的地方，但其目的都是探索自己和他人的想法或感受，挑战可能对彼此所持有的强烈臆想。Asen 和 Fonagy 指出，治疗师可以帮助家庭详细讨论并推测大脑在一个特定事件之前可能是什么样子，或者 6 个月后大脑可能会是什么样子[2]。

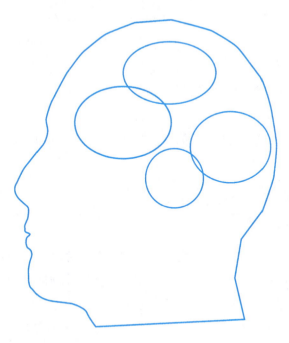

图 4.1 想法扫描或大脑扫描（经 Anna Freud 儿童和家庭中心许可使用）

游戏和活动的安全、时机和沟通

心智化治疗师应竭尽所能记住每个家庭成员如何以有趣的方式参与到严肃的问题中。与此同时假设并明确指出，表现脆弱尤其是在家庭环境中表现脆弱并不总是容易的，观察家庭中有趣的潜在方式会是什么样子。心智化治疗师会体谅每个成员的感受，并要求他们进行思考，同时对游戏/活动和干预背后的意图进行明确解释。这对家庭能有什么帮助？为什么我决定现在就利用这一"工具"？在这些活动中，为了不破坏家庭这一"系统"，监测情绪状态的唤醒是很重要的。这可以鼓励家庭成员在感到不舒服时大声说出意见并分享。此外，类似的活动能够给每个人带来很多情绪，心智化治疗师需要从头至尾参与到这个过程中，从而提供相应支持与帮助。如果治疗师对家庭成员抑制情绪的表达有所顾虑，合理利用游戏引导他们渐入佳境是有必要的。

心智化活动是后续治疗的良好开端，在这个基础上，我们可以去准备更多的结构化活动，甚至让家庭参与到计划如何实施后续家庭雕像活动中。每个家庭成员的意愿对于这些活动能否成为有效的心智化工具都是至关重要的。了解什么有效以及它们是否安全，则是心智化治疗师在家庭心智化过程中的连接桥梁。亲爱的读者，当你制定一个心智化构想时，你可以开始预设哪些活动可以帮助解决你目前存在的可预见的具体心智化难题。

塑造心智化的立场、快乐、谦逊和幽默的使用

心智化立场始终是治疗师贯穿治疗过程的"指南针"[3]。如何保持平衡，终止非心智化的互动，标记良好的心智化过程，保持好奇心/不知道都是非常必要的。在这些过程中会有多个成员参与，你必须承认你可能会错过其中一些东西。因此治疗师应鼓励家人对他们是否有足够的现场参与感或是否感觉被遗漏做出回应。在从事活动过程中应当监控非心智化（过程），标记心智化（过程）。治疗师可以使用暂停键来"暂停"活动环节，并让家庭成员考虑每一个人目前的状况。作为心智化治疗相关的临床工作者，

我们自然需要努力从另外的角度去了解真正实施这项工作是什么感觉。这只能通过对来访者进行心智化辅导，并努力创造一个让家庭成员感到安全和被理解的环境来实现。

当你尝试本章讨论的任何活动，或者发展你自己的活动时（我们强烈鼓励你这样做），请以一种心智化的方式去做。例如，现在什么对这个家庭最有帮助？他们能承受这种活动可能唤起的情绪吗？他们现在真的能围绕这个话题开玩笑吗？游戏可以帮助他们以一种有趣的方式谈论那些可能让人不知所措的事情吗？这些会不会仅仅是在分散注意力，而不能提供有效帮助？我为什么要开展这类活动？如果一项活动似乎没有成功（就像我曾经很多次发生的那样），这可能是一个心智化的机会：承认游戏并没有按计划进行的事实也可能为其他人提供了更多安全感，让他们更敢于犯错误，并不再担忧自己会"笨手笨脚"[4]。这意味着当犯了错误时，可能有机会"重来"的想法在这些心智化时刻得以强化。

有家庭成员曾经告诉过我，一些更强大的心智化时刻是在一家人分享谦逊、快乐和幽默的时刻。我们应该观察家庭和治疗师如何使用幽默来避免陷入非心智化的家庭互动。有些来访者是大家都喜欢与之开玩笑的人，我们甚至可以以此推测他本人也很享受这个过程，当然这些推测取决于他们的反应。治疗师应利用这些时刻来验证并评估他们的感觉状态，同时愿意利用这些状态作为构造心智化时刻模型的方式。

解决回避参与游戏的问题

有时，临床上认为合适可行的游戏/活动在家庭中的接受意愿可能是极低的，也很难变得有趣。承认这一点可能比较困难，但我们需要考虑是否有另一种风格更适合这个家庭。例如，他们认为什么能提供帮助？这为我们提供了一个机会，让我们了解到，当你有一个想法，但却不符合他人的行事风格时是什么感觉。我想强调的是，我认为理解了游戏背后的意义后，这些游戏是可以提供帮助的。你可以在任何时候开始这项游戏/活动：不论他们在何时愿意展开尝试，你都可以在他们有意愿时发起活动。

小　结

　　心智化的活动能够为家庭讨论和思考一些困难的、令人焦虑和恐惧的话题提供一个机会，并允许成员以不那么严肃且更为有趣的方式相互接近。游戏则提供了一种更为轻松的氛围，同时也让家庭摆脱他们常用的互动方式。心智化活动支持整个治疗过程，并支持开放、灵活、以解决问题为目的的相互学习的意愿。我们鼓励在创造游戏和使用这里描述的活动过程中发挥创造力。你可以在《心理健康实践中的心智化手册》（*Handbook of Mentalizing in Mental Health Practice*）中找到更多的游戏[2]。

参考文献

[1] Asen E, Fonagy P. Mentalization-based therapeutic interventions for families. J Fam Ther, 2012, 34: 347–370.

[2] Asen E, Fonagy P. Mentalization-based family therapy//Bateman A, Fonagy P, editors. Handbook of mentalizing in mental health practice. 1st ed. Arlington: American Psychiatric Publishing, 2012: 107–128.

[3] Allen JG, Bleiberg E, Haslam-Hopwood T. Mentalizing as a compass for treatment (white paper). Houston: The Menninger Clinic, 2003.http://citeseerx.ist.psu.edu/viewdoc/download? doi=10.1.1.461.7525&rep=repl&type=pdf.

[4] Epictetus. The art of living: the classical manual on virtue, happiness, and effectiveness (trans: Lebell S). New York: Harper Collins, 1995//Allen JG, Fonagy P, Bateman AW, editors. Mentalizing in clinical practice. 1st ed. Arlington: American Psychiatric Publishing, 2008: 182.

（郑仔钰　译）

自杀的情境

第 5 章

Carl Fleisher

引　言

　　一系列精神疾病与自杀、自杀未遂和非自杀性自伤（NSSI）相关。为简明起见，除非需要向读者强调特定的概念，我们将使用自杀作为这 3 种行为的总称。为什么如此多的诊断与自杀有关？一些（自杀）风险是疾病本身所致的，如抑郁症。而另一些自杀风险由疾病互相作用导致，换句话说，即跨诊断。本章将讨论特定疾病和跨诊断对自杀风险的影响，分为 5 个方面：创伤、人格病理学、内化症状、外化症状及躯体健康状况。

　　亲爱的读者，在本章结束时，您将：

1. 了解创伤和特定精神疾病如何阻碍心智化，从而增加自杀风险。
2. 了解心智化失败如何影响特定的精神疾病。
3. 思考如何运用本章学到的技能解决青少年的心智化失败及进而引起的自杀问题。

C. Fleisher (✉)
Psychiatry and Biobehavioral Sciences, University of California, Los Angeles,
Los Angeles, CA, USA
e-mail: drcarl@drcarlfeisher.com

© Springer Nature Switzerland AG 2020
L. L. Williams, O. Muir (eds.), *Adolescent Suicide and Self-Injury*,
https://doi.org/10.1007/978-3-030-42875-4_5

童年期创伤

我们首先讨论童年期创伤,因为它是自杀的主要跨诊断危险因素。由于创伤会增加个体对多种精神病理问题的易感性,包括本章随后讨论的所有问题,所以创伤被认为是跨诊断的。此外,创伤对依恋和心智化的影响也是跨诊断的——即便在没有正式精神病理学诊断的情况下,这种影响也可能发生。

在本章中,我们将创伤的范围缩小到虐待和忽视统称为"虐待",同时我们也讨论了另一种青春期特别重要的创伤类型——霸凌[1]。

虐待对心智化、依恋关系和信任建立的阻碍

虐待会阻碍心智化:在被虐待的过程中,没有人能深思为什么施暴者会有此类行为——他们本不该这样做。此外,与家庭成员之外的人实施的虐待相比,家庭内部成员实施的虐待行为对心智化尤其不利[2]。

家庭内部的虐待因为传递出了这样的信息:我被本应值得信任的人认为是"无价值"的或理应接受惩罚,所以可能更加有害。并且,由于那个人是可信的,所以这种无价值感似乎是真实的。同时,很难想象一个可信的人会以这样的方式看待一个孩子。因此,在亲密关系及其他潜在依恋关系中的心智化过程就会受阻。这样,第1章中讨论的异己自我的概念就更加形象:例如告诉孩子他们是"无价值的",诸如此类的虐待会被内化,即使它其实并不是真实的。对一些人来说,这种不真实的部分首先成为自我厌恶的驱动力,随后在极端情况下,可能导致自杀行为。正如在前几章里提及的:心智化过程培养了儿童的自尊和能动性。当虐待抑制心智化时,将导致自尊和能动性广泛受损。在伤害较大时,儿童可能会陷入自我厌恶和无助的情绪。无论是何种疾病,对这种负面情绪的易感性都有可能会导致自杀。这就是将虐待视为跨诊断风险因素的原因。

虐待会扰乱依恋,因此这也可能导致自杀。依恋从根本上说是一种安全机制,因此虐待会损害儿童对于有人会保护他们安全的认知。当儿童非

常痛苦时，他们有一种自然的、固有的冲动——寻找一个依恋对象。如果依恋对象也有虐待行为，这种痛苦会让儿童从伤害他们的人那里寻求安慰。虽然依恋对象有时确实会提供安慰，但在一些情况下，儿童的需求可能会引发依恋对象进一步的虐待。正如 Jon Allen[3] 和其他研究者所述，创伤的本质不仅是感到害怕，而是既害怕又孤独。这种孤独感解释了以下发现：创伤后患上创伤后应激障碍（PTSD）的风险最大，不是与特定类型的创伤有关，而是当一个人受到创伤后，他们最依恋的人没有反应，或者得到了关键的反应。当儿童遭受依恋对象的虐待时，这种经历造成的孤独感最为深刻且有害。一个遭受虐待和孤独的儿童，可能会恶化到绝望和自杀，这是情理之中的。

重要的是，心智化受损已被证明是自杀的跨诊断风险因素[4]。虐待会导致情绪失调[5-6]。当心智化——自我理解的方式——受到虐待的限制时，儿童将难以识别和交流他们的情感。因此他们可能更容易被误解，也更容易感到被误解。当被误解时，儿童的痛苦感可能会急速上升，以至于难以承受。不堪重负的青少年可能会做出一些危险行为或自杀。因此，正如虐待可以通过破坏自尊和能动性直接增加自杀的风险一样，它也可以通过受损的心智化、不安全的依恋和情绪失调间接增加自杀风险。

虐待对不安全依恋的影响，可以延续到成年后的关系和亲子关系中，导致代际影响。Berthelot 及其同事发现，当母亲有童年受虐史时，她们的心智化能力对其子女的依恋风格有可计量的影响[7]。对于从未受过虐待的母亲，心智化并不会影响依恋。受到虐待的母亲表现出无序依恋的概率也更高，这是随后受到创伤的儿童罹患 PTSD 的一个风险因素[8]。因此，虐待通过增加不健康依恋的风险，也通过增加 PTSD 的风险，可增加年轻人的自杀风险。

治疗师如何有效治疗遭受虐待的青少年？

幸运的是，正如心智化可能会被虐待损害，治疗师指导下的心智化也可以对创伤造成的损害加以修复。如上所述，由于虐待具有不同的影响，在治疗中可以针对性地使用几种特定类型的治疗策略。

回顾一下，心智化允许形成认知信任的"快车道"。在本书后续的章节中，你会看到更多关于这条快车道要么处于过度警觉的状态、完全封闭，要么漏洞百出，这两者都会让年轻人在是否接受你作为专业人士帮助他们时带来问题。如果一个年轻人的认知信任系统失灵（如"他们的警惕性很高"），那么新的信息交换和新的依恋关系将很难建立。治疗师可以从命名这种信任困难开始，让它至少得到认知和分享，使不信任的年轻人感觉被看到、不再孤独。一旦认识到信任方面的困难，治疗师的工作就是更好地理解信任的组成部分。是什么让一个人值得信任，或是不值得信任？这是如何从互动和对话中获得的？一个人如何决定分享多少自己的事情？什么能告诉年轻人他们的分享是如何被感知的？分享是吸引了对方，还是让他们反感，还是使他们受到惊吓？反之，缺乏分享会带来怎样的影响？它是否适合那种类型和阶段的关系？它是否遗留了一个与某人联系的机会？如果尽管付出了代价（孤独），人们还是更喜欢断绝联系，那么这样做有什么价值？

诸如此类的问题很多，并且至关重要。从未受过虐待的青少年可能会在这些问题的隐性和显性应对之间游刃有余；一个典型的例子是与暧昧对象商议是否建立排他性关系。反之，那些有受虐史的人，可能无法在没有指导和支持的情况下明确地注意到这些问题。进而，他们有时可能会被他们反射性（错误的）信任和依恋反应所控制，在未意识到与他人关系的情况下行事。

创伤所产生的影响常在还未学会理解自己和他人的情绪的青少年身上看到。他们很难用语言描述自己的经历，特别是涉及依恋对象的时候。例如，当一个年轻人被问及她或他对一个困难家庭状况的反应时说："我不知道。"听到这句话，熟悉来访者的治疗师可能会忍不住给出答案，用他们的理解代替来访者的理解——"哦，你一定觉得……"，这句话实在太容易脱口而出了。然而，在心智化干预中首先要考虑"我不知道"意味着什么。它是否预示着真正的困惑，或不愿坦诚，或是一种伪装，或是其他相关的问题？当考虑到上述的这种不确定性时，治疗师就可以帮助青少年找到自己的语言来描述他们的反应、需求或目标。我们可以问："你觉得怎么样？"或者"你当时的需求是什么？"，或者"是什么让你感到不知所措？"或者，最简单的，"我不确定我明白你的意思，但理解你似乎真的很重要，所以你能多说几句吗？"

第二种常见的情况是，虽然年轻人声称了解自己或他人，但事实并非如此。这些虚假的解释可以被识别为"太（什么）"：太黑白分明（她讨厌我），太偏执（他不是真的喜欢我或他只是在利用我），太简单（我只是很难过，人们通常对任何特定的反应或决定都有许多理由），太模糊（我父母不会让我去，因为他们只顾着担心我妹妹），或太外向（这些只是规则而已）。如果在高情绪温度下讨论，这些陈述可能属于心理等价模式；如果讨论时情绪温度较低或几乎没有，则属于假装模式。在此种情境下，治疗师不应接受最初的解释，即便在表面上看是合理的。相对应的是，更有成效的方式是探究表象谎言背后隐藏的内容（第 2 章中概述的假装模式的策略），确保对遇到的任何情绪都有同理心。在存在真诚的好奇心时，这种方法将促进心智化和信任，而非避免带来（不适当的）确定性和误解。

霸 凌

霸凌会造成心理创伤，并导致青少年自杀[9]。霸凌之所以会产生这样的影响，是因为随着青少年进入学龄期，他们的自尊心越来越依赖于同龄人的意见——这一过程在青春期达到顶峰。虽然霸凌的受害者自身也有自杀和心理病理的明确风险，但研究表明，风险最高的青少年是那些既是霸凌的受害者又是施暴者的人[10]。这样的青少年被称为霸凌受害者。他们通常被同龄人和成年人视为欺凌弱小的人，认为其需要的是惩罚而不是帮助。这会导致霸凌受害者的心智化过程失败，可能会降低他们对同龄人群体的归属感，进一步增加自杀的风险。

霸凌和被霸凌都是心智化受损的指征[11]。当青少年无法描述或受累于他们的需求或感受时，他们会付诸于行动（即目的论模式）。在年幼的儿童中，关于谁先玩玩具的分歧可能会引发攻击性行为；而在年长的儿童中，未被心智化的内在需求（例如，对注意力或重要性的需求）可能会导致愤怒或羞愧，进而导致霸凌行为。青少年受害者可能存在其他心理缺陷——例如，在社交时发表尴尬言论或哭泣而不是解决问题。身为社会少数群体（任意或以其他方式），或被社会边缘化[如女同性恋/男同性恋、双性恋、变性人、酷儿（LGBTQ）青年]，会进一步增加其成为受害者的概率。霸凌在儿童期多表现为身体攻击，而在青春期以言语攻击为主。当然，所有的霸凌行为背后都隐藏着排斥。被排斥是痛苦的，也是自杀的直接风险因素[13]。一些霸凌者甚至会明确地告诉受害者自杀。

为了修复由霸凌造成的低自尊，我们可以加强同伴间的互动。自尊和能动性是相辅相成的，因此，理想做法是直接采用可加强能动性的治疗性干预措施，帮助青少年用语言表达他们的需要，而不是攻击或退缩。那些成功反击霸凌者的受害青少年的行为会使霸凌者退缩，进而拥有更高的自尊。自尊提高的部分原因是青少年可以看到自己享有更多主动性，有能力改变别人对待自己的方式。霸凌者同样需要干预，以引导他们用礼貌的方式而非攻击性言行来表达需求。他们甚至可能需要帮助，来引导察觉自己需要什么（即自我心智化）。

这项工作是什么样子的？无论是对受害者还是对施暴者，首先应探寻对引发霸凌的情境（situation，S）的理解。治疗师可与受害者合作，帮助他们决定对霸凌者说一些自信甚至友好的话。这些话可能包括直接回应，如"很抱歉让你有这种感觉"，中止话题的回应，如"嗯，好吧"，或转移话题，如"你的衬衫真好看，是在哪里买的？"同时治疗霸凌者和受害者的治疗师可以引导青少年去找咨询师说"我今天早上和我父母吵架了"，而非向同伴宣泄情绪。

霸凌者在伤害他人时，同理心和心智化均处于未激活状态。因此，本书所述的任何心智化技能都可能有助于受害者抵御霸凌。像上述转移话题的例子，类似于基于心智化的治疗中的反击措施。说出"很抱歉让你有这种感觉"是一个强化注意力的方式。让霸凌者和受害者之间的关系明确的声明可能会重新激活霸凌者的心智化和共情。当心智化被激活时，暴力或言语攻击行为就变得更加难以实施。

受众为教师和学校的心智化干预也是对霸凌行为的有效回应。Fonagy、Twemlow及其同事的一项大型研究评估了整个学区的干预措施[11]。研究人员对教师和员工进行了有关心智化、情绪调节和权力动态的培训。他们发现培训后，学生的攻击性减少、课堂行为得到改善。这种显著效果表明标准霸凌干预措施中，可能缺乏心智化的成分。在接受心智化干预超过两年的学校里，学生们的学习成绩甚至也得到改善[13-14]（个人通信，

2018年10月）。

虽然虐待和其他形式的创伤（如霸凌）是普遍存在的，但其他大量来自外部和内部环境的侮辱，也增加了青少年的自杀风险。对这些问题的全面考虑超出了本章的范围，与此相关的问题详见下文。

人格因素

边缘型人格障碍

青少年的边缘型人格障碍（BPD）显然与自杀企图和NSSI的风险增加相关[15]。在一些研究中，患有BPD的年轻人出现这种行为的比例达到75%或更高[16]。当然，NSSI被包括在此疾病的定义中，强调了两者之间的密切关系[17]。患有BPD的年轻人往往也有创伤史，这进一步增加了他们的自杀风险[18]。正如读者可预测到的是，BPD是一种障碍，而它恰好位于自杀的主要诱因（虐待和心智化受损）的交叉点。

在心智化框架中，青少年BPD患者的自杀行为被认为是由心智化受损而引起的。这个过程的第一步是，对依恋关系的威胁（无论是真实的还是臆想的）导致的强烈的情绪唤醒。这种强烈的唤醒从本质上破坏了心智化，进而让步于非心智化——无论是心理等价模式、目的论模式，还是假装模式。如果前两种情况存在（因为它们经常同时存在），青少年可能会相信，自杀是管理或传达他们感受的严重程度的唯一可行的方法。假装模式——这可能是NSSI的结果，或有时发生于NSSI之前——可能更加危险。在假装模式下，通常不会尝试自杀的青少年（例如，因为他们家人的感受）可能会在情感上脱节，以至于这个屏障消失了。他们可能会实施比其他情况下更严重的自伤行为。

BPD的心理治疗总是旨在帮助患者感到被关注和被理解，没有这一点，就无法取得任何进展。对于患有BPD的青少年来说，痛苦似乎是"无中生有"的，但它又不可避免地与某些事物联系起来。这种事物通常是涉及某种依恋（即浪漫或照顾）关系的人际互动。明确的共情是关键的第一步。无论患者对事件的看法看起来多么离奇，治疗师都应该准备好从表面上看待青少年的痛苦。正如，一个人和朋友喝咖啡时，顺理成章地表现出共情。

（例如，只要它是真实的，一句"哦，真糟糕！"就足够了。）一旦发表了共情的陈述，治疗师就可以开始澄清患者的经历。使用简短的开放性问题，比如"你感觉怎么样？"或"你的反应是什么？"或"你是怎么想的？"，这种类型的探索既提供了更深层次的同理心（提出问题的治疗师可能想要了解），又有助于青少年至少在与自己有关的方面恢复心智化。一旦治疗师察觉心智化的迹象，她或他就可以鼓励青少年对情况发表其他观点——如果这些尝试唤起了非心智化的反应，就会恢复共情。

自 恋

自恋特质和自恋型人格障碍（NPD）也与更高的自杀企图或更严重的致命性有关[19-23]。具有病理性自恋特质的人往往容易在职场遭遇挫折后尝试自杀，而不是像 BPD 那样的典型的因人际关系而自杀。Ansell 及其同事发现，即使考虑到 BPD 的存在，符合 NPD 标准的人进行多次自杀行为的可能性也最大[23]。无法调节羞耻感可能会导致这种易感性[24]。与此同时，其他研究表明，具有自恋特质的人的自杀率并没有增加，甚至这些特质具有保护作用[25-26]。这些看似自相矛盾的研究结果可被解读为是由于 NPD 患者通常因其夸大特质和相对较低的冲动性而较少实施自杀。另一方面，在急性发作期间，NPD 患者可能会因强烈的羞耻感而自杀。相对于 BPD 患者，他们可能会做出更多、更致命的尝试，因为他们的计划和执行能力更强。

在治疗病理性自恋的青少年时，要有的放矢，既不要批评他们对赞许的需求，也不要有所隐瞒，好似患者因太脆弱而不能正视他们的安全感。相反，我们鼓励读者把病态"摆在桌面上"作为治疗的重点。人们很少在认知他们对于吸引力和期许上的渴望出现问题，在这个年龄段，这在某种程度上是正常的（而且是我们所有人都希望得到的）。因此，治疗师可以毫不犹豫地提出这个话题。例如，"当你没有得到大家的关注时，似乎真的让你很烦恼"将是一种温和的方式。

为了确保患者觉察到对赞许的渴望和他们生活之间的的连接是缺乏的，我们应当这样询问，"当别人被认为在任何方面都更好的时候，你会如何反应？"。具有适应性自恋的青少年可能会通过更努力地工作、取得更多的成就，或创造新的、有用的东西来回应。然而，当过度自恋时，缺乏赞许可能会导致青少年使用毒品、自杀或采取其他危险行为（尤其是当他们喝醉酒时）。这些行为有时可能会因他们获得的关注而得到加强，尽管在其他时候他们可能会引起同伴的反感，不幸的是，这加剧了他们的缺乏关注或赞许感。

另一种治疗自恋的方法是心智化——也就是明确讨论缺乏关注会产生什么感觉，然后驱动不良行为。在这里，重点同样是要帮助青少年在心智上认识到他们自己的心理状态，而不是据此进行心智化。因此，询问"当你觉得自己没有得到足够的关注时，你的感觉如何？"要比询问"没有得到足够的关注是否让你觉得自己不存在？"这样一个看似正确却具有引导性的问题更可取。尽管青少年的感受往往是某种可预测的羞耻感或虚无感，但做出诸如此类的假设，或假设我们知道羞耻感（或任何其他感受）会如何影响某人，都为时过早。随着患者练习对这些感受的觉察，我们推测这些感受会变得更容易耐受。

反社会型人格障碍（ASPD）

自杀与精神病理有关[27]。由于这一领域的多数研究均涉及患有反社会型人格障碍（ASPD）或具有反社会特征的成年人，在此我们将从这一人群中推断出患有品行障碍的青少年。ASPD患者围绕着支配地位和等级关系来组织他们的生活——这是一种高度目的性的安排。当统治地位受到威胁时，感觉"弱"或"小"是他们所无法容忍的，通常会促使他们出现攻击行为，但也可能促使他们自杀。ASPD的其他特质也增加了这种风险：冲动性，对负面情绪反应的易感性，以及低恐惧反应。尽管一些研究者认为，ASPD患者自杀风险的增加完全是由共病的BPD造成的[28]，但也有其他研究者认为自杀、ASPD和共病的NPD之间存在联系，而非BPD[22, 29]。有趣的是，一项对军事人员的研究发现，反社会特征得分高的人可能表现出较低的自杀意愿，但却有实施自杀的强烈计划[13]。这项研究的作者认为，具有反社会特征的人也更有可能利用谈论自杀来实现继发性获益。

从事青少年司法工作的治疗师，或常与具有攻击性的男孩打交道的治疗师，很可能会遇到具有这种病理类型的青少年（当然，女孩和成年女性也可能是反社会和具有攻击性的，但她们在这类人群中占少数，所以吸引的临床关注要少得多）。治疗师如何应对这类患者的自杀风险或威胁？具有反社会特征的人很难将自己的情绪心智化。考虑到这一点，任何旨在降低自杀风险的治疗都应该以改善自我心智化为目的。

心智化干预的首要目标是在 ASPD 中看到对负面情绪反应的易感性。改善青少年对自我状态的心智化，可以让他们感到被理解，从而舒缓这些负面情绪。将情况与反应联系起来可能有助于实现这一目标。有帮助的问题可能包括"是什么让你有这种感觉？"或"发生了什么事让你有这种感觉？"通常情况下，问"是什么（情况）导致了这种感觉？"可以澄清事件。当患者感到被理解时，通常会减少他们对负面情绪采取的行动。

第二个可能的目标是提高青少年对等级制度敏感性的觉察——也就是说，不处于主导或负责地位是多么令人不安。以这种方式感觉到被理解，也可以减轻他们的反应。由于愤怒经常会被表达出来，因此一个有用的方法是帮助青少年看清驱使他们愤怒的"幕后"原因。他们是否感到屈辱、羞愧、无力、无足轻重、恐惧或其他情绪？他们如何描述这些感受？许多青少年不愿意承认这种感觉，但他们可能会接受治疗师谈论这些感受："天哪，如果我觉得"负责的、最强的"对我来说如此重要，而有人这样对我，我可能会觉得这几乎是羞辱。"在建立对这些情绪的觉察过程中，青少年开始耐受这些情绪；感觉到的和耐受的情绪越多，需采取的行动就越少。

内化性障碍

情绪和焦虑

情感障碍——双相或单相抑郁症及焦虑症——显然会带来自杀的风险[30]。自杀可能直接发生，如在经历抑郁症的痛苦时；或者间接发生，如在躁狂状态结束时。患有焦虑症的青少年，如果他们预感到或经历了巨大的难堪，感到被评判和孤立，或者对未来变得过于狭隘和悲观，就会产生自杀倾向。此外，创伤和人格病理学使应对情感和焦虑发作更加困难[31]。合并有情感和人格障碍的人更易表现出情绪不稳定性，这也使界定情感发作的开始和结束变得更加困难[32]。当抑郁症似乎无始无终时，年轻人可能更容易变得无望，然后产生自杀倾向。情绪的不稳定性也可能让朋友或其他构成来访者支持网络的人感到不快，支持的减少也会增加自杀的风险。

在抑郁症中，心理等价物的形式是无望感、内疚感和自杀。以这些为目标的治疗师有几个机会。首先是对情绪的深度产生共鸣——例如，"被你的朋友背叛真是太可怕了！"请注意，这里使用的验证是绝对的：年轻人被背叛是糟糕的。将某人的观点作为事实而不是看法来理解，有助于有效地表达出来，但仍应表明同理心，以表达治疗师并没有不堪重负。第二个机会是澄清存在一系列的感受，然后将感受与事件联系起来。例如，可以问："你只是感觉悲伤，还是也有其他情绪？是什么引起了这些情绪？"在澄清重新启动心智化之后，而非之前，治疗师可以尝试帮助来访者建立另一种观点。观点不一定是充满希望的，只是不同而已。它们可能从其他人或来访者自己生活中的其他时间收集。因此，治疗师可能会说："你昨天有没有像这样产生自杀念头，为什么会这样？"对一个提供观点的问题做出不理智的反应，意味着来访者还没有准备好以不同的方式来看待这种情况。可能需要更多的同理心，或者一个新的话题，或者可能是一个挑战，然后再返回去接受其他观点。

焦虑发作（年轻人可能误认为是"惊恐"发作）通常是指焦虑症中非心智化的高峰。它们表明心理等价——威胁是真实的，而不是感知的，而且是严重的。治疗师一般可以对处于这种状态的青少年使用上述方法。然而，对焦虑症的一个重要调整涉及青少年何时要求得到保证。尽管从长远来看，给予保证是有害的，但在重塑心智化中可能是适当的。另一个适应情况是，在焦虑发作期间，非心智化可能比在抑郁症中更难中断。因此，对于治疗师来说，做好接受一个强有力的（但应富有同情心的）挑战的准备是有帮助的。

假装模式可以在陷入抑郁（或焦虑）沉思的年轻人身上看到。在这种状态下，他们会"过度思考"——也就是说，思考并没有与他们的情绪或当前的体验建立真正的联系。假装模式中缺乏与真实体验的联系，意味着任何事情，无论好坏都有可能发生。这可能会使人不知所措，因为当最坏的情况都有可能发生时，失败就不可避免，所有的解决方案都会打折扣。心智化治疗师可以引导那些正在沉思的青少年走向他们当前的、具体的体验。例如，我们可以用一个问题来观察："我注意到你现在似乎在脑海中不断重复着同一件事，你能告诉我你的感受吗？"或者"与其让我们陷入这个死循环（对使用第一人称复数的微妙的、富有同情心的挑战），我们能否回到几分钟前我们正在谈论的话题？"另一种选择是退回到假装模式启动之前的时间。治疗师可以问："你是怎么开始的？"

绝望感可能是最难打断的非心智化状态。绝望的青少年往往会诱使治疗师进行自我强化的存在主义讨论——例如，通过声明："活着没有意义，我们最终都会死亡。"这种说法会让人感觉到非常沉重和病态，它可以唤起治疗师的绝望感。但这是假装的——只是说说而已。要证明这一点，就要记住这个论点很容易被颠倒过来；不可避免的死亡可以证明享乐主义（把快乐放在首位）的方式是合理的，而非宿命论的方式。为了逃避假装的讨论，治疗师必须脱离内容。逻辑论证无法说服来访者。相反，治疗师更有可能利用心智化的两个极性来获得成功：询问情绪，然后将其与"此时此地"联系起来，或者退回到患者尚没有觉得生活如此黑暗的时候。

进食障碍

自杀在进食障碍（ED）患者中很常见。ED 患者的自杀未遂率为 20%~33%[33]。在患有 ED 的青少年中，NSSI 的发生率高达 40%[33-35]。在神经性贪食症患者中，NSSI 与情绪调节的一过性困难有关[36]。此外，患有 ED 或人格障碍的人有时会将饮食紊乱作为 NSSI 的一种方法。自杀和 NSSI 本身在患 ED 的青少年中就很重要，当它们存在时，也会限制家庭治疗的成功[37]。这可能部分因为自杀和 NSSI 对父母的看护经验有负面影响[38]。

ED 可通过多种方式损害心智化。一般来说，正如 Pisetsky 及其同事所诠释的——"识别和理解情绪状态方面的困难，以及在选择适应性情绪调节策略上的问题，都与认知导向的 ED 症状有关"[39]。另一个影响是，紊乱的饮食本身会引起强烈的羞耻感，使青少年更难准确地评估他人的想法。此外，患有严重神经性厌食症的青少年可能体重过轻，营养不良限制了他们的大脑功能，包括思维能力。最后，如果暴饮暴食破坏了电解质平衡，这也会损害心智化。当非心智化占据主导地位时，我们将限制、暴饮暴食、清除等视为逃避失控或不堪重负的目的性努力。一些研究显示，与只患有 ED 的患者相比，同时患有 NSSI 的患者心智化受损程度更严重[40]。因此，饮食紊乱和精神障碍可能会形成恶性循环。

ED 患者自杀和 NSSI 风险的调查研究也发现了与心智化受损有关的跨

诊断因素：童年创伤/虐待、不安全的依恋方式、情绪失调[41-42]及共病人格障碍[34]。例如，在ED患者的家庭中，母亲自我报告的缠结——一种不安全依恋的特征——解释了近40%的ED症状的差异[43]。此外，共病ED和BPD的青少年可能会通过进行不正常的饮食来缓解强烈的情绪。

心智化干预可以帮助患有ED的青少年。为了解决饮食紊乱的问题，就要像其他心理病理学问题一样，首先要放慢节奏和"倒带"。其目的是找出饮食紊乱开始之前的某个时刻，也就是心智化开始恶化的时候。然后，要有好奇心——不是对饮食紊乱本身，而是最初导致你想到食物或身体形象的事件和情绪。如果青少年不确定，治疗师可以提议ED常见的主题——控制、羞耻和家庭，看看这些是否会刺激青少年注意和命名他们的情绪线索。

治疗师还可以利用心智化来帮助青少年解决身体形象问题；也就是说，治疗师可以鼓励年轻人将他们在"外部"（镜子中）看到的东西与他们作为一个人的内部世界联系起来。例如，限制进食有助于青少年获得控制感，这是他们在动荡的生活中难以找到的。这种依靠行动（不吃东西）来改变心理状态（失控）的做法代表了目的论模式。在这些青少年中，目的论模式实际上可能会使强烈的情绪短路，而不是像在BPD中看到的那样激发高度的情绪唤醒。治疗师的心智化干预将旨在提高情绪唤醒。治疗师可以询问青少年，在某个特定时刻，是什么情况或感觉导致了限制进食的冲动。青少年可能会对这些问题给出具体的、外在的答案（我看起来很胖），所以治疗师的挑战将是推动内在体验（你内心的感觉如何？），注意不要推得太远，让来访者陷入他们无法控制的情绪中。这可以引发讨论，确定人际关系的触发因素，从而产生更多相关的应对方法。

假装模式也出现在ED中。例如，处于假装模式的青少年可能承认存在ED，但坚持认为她或他所做的一切都"很好"或"在控制之下"，而没有意识到所涉及的风险。任何试图就此与青少年争论、说服或以其他方式理性地接近他们的尝试很可能都是无效的。相反，面对假装模式，治疗师应去探查来访者的情绪，包括"此时此地"以及何时发生适应不良行为。治疗师必须警惕，青少年的理智化或挑衅性言论会分散治疗师的注意力，使他们无法发现其感受。

外化性障碍

物质使用障碍

精神活性物质的使用会增加青少年自杀的风险[44-45]。近期研究发现，吸食大麻会使自杀未遂的风险增加一倍[46]。一项研究表明，在使用大麻后男性的自伤风险大大增加[47]。在其他研究中，长期吸食大麻与自杀未遂风险增加有关[48]。其他精神活性物质（如苯二氮䓬类药物、可卡因、烟草、酒精）带来的风险似乎比使用大麻更大[49-50]。较早开始使用精神活性物质比较晚开始使用，有更大的自杀风险[51]。正如人们预料的那样，自杀未遂期间的醉酒与更大的自杀风险相关[52-53]。

反过来，自杀倾向预示着更多的精神活性物质使用[54]。例如，一项人口健康研究发现，有自杀意念的女性更有可能在随后开始吸食大麻[47]。对于青少年，作者的经验表明，当低自尊导致反复自杀时，他们更愿意使用任何能暂时逃避不快乐的精神活性物质。物质使用障碍的治疗（例如，用美沙酮治疗阿片类药物使用障碍）可降低自杀风险[55]。

精神活性物质会以多种方式损害心智化。醉酒不仅会直接影响自我意识、他人意识和判断力，而且成瘾的整个过程还会损害大脑的依恋网络，如前所述，这是心智化的通路[56-57]。例如，患有物质使用障碍的新手母亲，其婴儿会表现出心智化受损[58-59]。成瘾和依恋之间的重叠表明，患有物质使用障碍的人在处于渴望或戒断的阵痛中，或者在经历关系问题时，可能难以进行心智化，这与醉酒的影响完全不同。

心智化疗法如何降低在精神活性物质滥用中苦苦挣扎的年轻人的自杀风险？精神活性物质的使用和复发有时与人际关系触发因素有关，也与渴望等自发的、过度学习的过程有关。提高自我心智化可以让年轻人以更健康的方式处理人际关系，或者更好地控制他们对渴望的反应。其他机会还有，人格障碍和物质使用障碍的显著共病。一些研究表明，当共病人格障碍时，在理解精神活性物质使用方面，消极情绪比冲动更重要[60]。这一发现表明，即使冲动持续存在，加强心智化作为抵御负面情绪的缓冲，也可能会降低自杀风险。在一项纵向研究中，人格病理学改变被证明先于物质使用障碍出现[61]。因此，提出心智化受损与人格障碍的可能相关性，有助于预防物质使用障碍的恶化，以及与之相关的自杀风险。

精神活性物质滥用本身可以被视为非心智化、目的论模式的表现。当年轻人不堪重负时，他们可能会认为，要想在这种情境中幸存下来，唯一的办法就是对大脑做点什么，以化学方式操纵它。因为当感觉（羞耻、愤怒或其他感觉）变得如此强烈，以至于它们被当作事实来体验时，心理等价通常会驱动目的论反应。强烈的感受不能被保持距离以供考虑，也不能与其他观点平衡或并列；相反，它们必须像毒品或酒精一样被消灭，以免过于痛苦。

当从非心智化的角度看待精神活性物质滥用时，读者可能会看到应对技巧，甚至承认更高权力的能力如何不足。在这种情况下，心智化干预将从共情开始。然后，为了重申心智化，治疗师可以让青少年回到他们的记忆中，回到精神活性物质使用事件之前，回到心智化接近基线的情况——刚刚开始从视野中消失。这可能发生在精神活性物质使用的同一天或同一小时，也可能发生在前一天。有人会问"你什么时候开始想嗑药？"，或者更直接地询问"是什么让你的想法从制定社交计划转变为喝醉？"此类问题的目的是通过关注年轻人过去的心智化时间，以及正在进行的心智化过程，即使这一历程正在过渡，以维持心智化。相比之下，要求年轻人分析已经失去心智化的情况通常只会导致更多的非心智化。

讨论清醒时也可能存在非心智化。无论青少年说他们计划戒除毒品，还是说他们对这些精神活性物质的使用没有错，两者都可以反映假装模式。如果治疗师认为青少年"只是在说成年人想听的话"，或者相反，青少年"生活在他们自己的世界里"，就会出现明显的迹象。在这些情况下，心智化干预看起来很像动机访谈（MI）。在 MI 中，治疗师首先专注于了解患者的现实（即使用共情和澄清的心智化技术）。他们通过详细询问精神活性物质使用情况、承认患者从中获得的好处，建立信任并减少患者的防御。在建立了一定的信任之后，而非在此之前，可以鼓励青少年考虑其他观点，例如治疗师可引导他们也描述精神活性物质使用的负面影响，该描述还必须从患者的角度出发，以维持同理心。

一般健康与社会因素

失 眠

持续性失眠在年轻人中很常见，可增加自杀的风险，且独立于并发的精神疾病[62-63]（参见 McCall 和 Black[64]的综述）。不出意料，共病失眠与 BPD 或慢性疼痛的患者自杀风险非常高[65]。针对失眠患者自杀的调查是根据自杀的人际理论来设计的[13]。这一理论认为，自杀是 3 个因素共同作用的结果：归属感受挫、觉察到的负担和耐受度。在这个模型中，失眠可能通过对日间功能的影响间接导致归属感受挫[66]。

失眠的许多负面影响——判断力下降、易激惹和绝望感——可能会引起和导致与日间功能不佳相关的心智化受损。存在失眠、绝望感的年轻人可出现社交积极性降低；易激惹的年轻人可出现社交效率降低。值得注意的是，年轻人的失眠通常是由焦虑引起的，以及与睡眠有关的功能障碍性（如悲观或消极）信念[65]。综合考虑，这些因素表明了心智化干预在通过治疗失眠以降低自杀风险中的作用。

青少年可能会以假装的方式谈论失眠，发表诸如"我知道这是一个问题，如果我只是……，我可以解决它"的言论（正如前几章所指出的，"我知道……"和"只是"这些语句表明了假装模式）。遇到假装模式时，要关注情绪："失眠使你感到困扰吗？如何困扰？"这是一个简单的询问。或者，也可以问："当到睡觉时间时，是什么让你不采取简单的解决方案或适应性行为？"以及"做干扰睡眠的行为时你的感觉如何？"关于情绪的问题往往会凸显出相互竞争或不一致的优先事项，因为青少年可能承认与失眠有关的强烈情绪，但却避免面对它们，并将失眠描述为低优先级。

心理等价和目的论模式会使失眠在当下长期存在，即使它们在治疗过程中不存在。青少年会说他们"需要"做他们所做出的任何干扰就寝时间的行为（例如，浏览社交媒体或使用大麻）。在这里，像往常一样，治疗师将希望引出并共情任何驱使非心智化的感觉。如果失败了，则让青少年写日记或在睡前尝试正念练习，这可能会为他们创造一个机会，使他们能够清楚地觉察到自己的情绪并描述它们。当共情有效发挥作用时，治疗师可能能够探索和澄清哪些白天的压力（短期或长期）导致了睡前的感觉。这种将情绪与事件联系起来的过程，最终有助于青少年提高对情绪的容忍度。随着时间的推移，他们可以选择更健康的应对行为，甚至可以自己调节睡前情绪。

慢性躯体疾病与躯体症状障碍

慢性躯体疾病是明确的自杀风险因素。Singhal 及其同事[67]发现，患有哮喘、癫痫、偏头痛、牛皮癣、糖尿病、湿疹和炎症性关节疾病的成年人中 NSSI 的发病率较高（见 Tietjen 及其同事关于偏头痛[68]以及 Singh 及其同事关于牛皮癣[69]的研究）。其中 3 种疾病——哮喘、湿疹和偏头痛——在年轻人中相对常见。在慢性疲劳综合征[70-71]、慢性疼痛[72-74]、胃癌[75]和其他恶性肿瘤的患者中[76]也有类似的发现。值得注意的是，在一项针对有自杀意念的人群中成功实施自杀行为的患者的研究中，Giner 及其同事发现，躯体问题是仅次于 NPD 的完成自杀行为的预测因素[19]。

鉴于躯体疾病对自杀的影响，人们可能会想，感知到的疾病，即躯体症状障碍，是否会有类似的影响。Riem 及其同事研究了患有各种"医学上无法解释的躯体症状"的成年人，他们发现躯体症状、焦虑依恋和低心智化水平（即情绪意识）之间存在关联[77]。Bizzi 及其同事研究了有类似病理特征的年轻人，他们发现与健康对照组相比，疾病组的紊乱型依恋的概率更高（约 50%），这与他们的心智化程度较低有关[78]。一项研究甚至提出了与 BPD 的联系：他们发现，BPD 患者比其他形式的精神病理学患者表现出更高水平的疲劳和疼痛[79]。正如我们在本章前面所提到的，心智化受损、依恋中断和 BPD 确实是自杀的高风险因素。如何解释心智化障碍与生理和心身疾病都有关联？读者会回想起，自我心智化是一个躯体的、具体的、阅读内部信号的过程——类似于阅读其他人的肢体语言。因此，对于误读自己内部信号的年轻人来说，自杀风险与躯体或心身疾病并存，也就不足为奇了。

这种困难在受虐的幸存者中可能会更加突出。虐待可能会干扰心理发展，以至于一些儿童主要意识到躯体形式的痛苦。或者，虐待可能会干扰躯体发育，使儿童误解自己的内心状态或者过度敏感。此外，还有一些生物途径，创伤可通过这些途径增加对躯体疾病的易感性（统称为毒性应激[80]）。炎症、应激激素和基因表达的变化都可能起作用。与毒性应激模型一致，Post、Altshuler 及其同事发现，有大量不良童年经历的双相情感障碍成年患者罹患 11 种不同疾病的风险增加，包括过敏、月经/子宫异常、纤维肌痛和肠易激综合征等[81]。

心智化治疗师如何治疗这些年轻人？躯体和心身症状似乎与假装模式下的非心智化密切相关。治疗师可能需要通过详细询问他们对事件的反应，来帮助青少年培养更好的情绪觉察。治疗师还可以鼓励来访者密切注意导致躯体症状的情况。这可能会让来访者注意到之前被忽视的情绪反应，这些情绪反应在躯体反应之前或同时发生。随着来访者对其内部世界的实时意识越来越强，我们预计他们躯体症状的程度和频率会降低。值得注意的是，治疗师应该避免暗示来访者的躯体症状仅仅是情绪的躯体表现（即"这一切都是你想象出来的"）。首先，这是不准确的；其次，它有进一步加剧来访者假装模式的风险。事实上，2013 年出版的《精神障碍诊断和统计手册（第 5 版）》（*Diagnostic and Statistical Manual of Mental Disorders, Fifth Edition*，DSM-5）将躯体症状障碍的重点从假装或想象的症状概念转移到对躯体症状的过度痛苦——不管是什么原因引起的。

小　结

本章综述了创伤、精神疾病和躯体疾病如何直接或间接地影响青少年的自杀行为。这些损害心智化的情境，都会使青少年处于一种绝望的心境中（假装模式），认为来自社会的排斥是绝对的（心理等价），或者自杀或 NSSI 似乎是表达自己痛苦的唯一方式（目的论模式）。这使心智化从症状学到自伤行为有一个共享的（即跨诊断的）联系。自杀的另一个主要跨诊断风险因素是虐待。虐待破坏了依恋对象建立自尊和能动性的心智化过程。没有这些能力，人们会发现很难信任他人和建立关系。因此，信任的减少使人们在心理上或表面上都是孤独的，因此更容易发生自杀和 NSSI。我们建议的心智化技术旨在通过解决非心智化问题来直接降低自杀风险，以及通过提高广泛的精神病理学治疗有效性来间接降低自杀风险。

参考文献

[1] Koyanagi A, Oh H, Carvalho AF, et al. Bullying victimization and suicide attempt among adolescents aged 12–15 years from 48 countries. J Am Acad Child Adolesc Psychiatry, 2019, 58(9):907–918.e4.

[2] Ensink K, Normandin L, Target M, et al. Mentalization in children and mothers in the context of trauma: an initial study of the validity of the Child Reflective Functioning Scale. Br J Dev Psychol, 2015, 33(2):203–217.

[3] Allen JG. Mentalizing in the development and treatment of attachment trauma. New York: Routledge, 2013.

[4] Navarro-Haro MV, Wessman I, Botella C, et al. The role of emotion regulation strategies and dissociation in non-suicidal self-injury for women with borderline personality disorder and comorbid eating disorder. Compr Psychiatry, 2015, 63:123–130.

[5] Serafini G, Canepa G, Adavastro G, et al. The relationship between childhood maltreatment and non-suicidal self-injury: a systematic review. Front Psych, 2017, 8:149.

[6] Titelius EN, Cook E, Spas J, et al. Emotion dysregulation mediates the relationship between child maltreatment and non-suicidal self-injury. J Aggress Maltreat Trauma, 2018, 27(3):323–331.

[7] Berthelot N, Paccalet T, Gilbert E, et al. Childhood abuse and neglect may induce deficits in cognitive precursors of psychosis in high-risk children. J Psychiatry Neurosci, 2015, 40(5):336–343.

[8] MacDonald HZ, Beeghly M, Grant-Knight W,et al. Longitudinal association between infant disorganized attachment and childhood posttraumatic stress symptoms [Erratum in Dev Psychopathol, 2008, 20(4):1351]. Dev Psychopathol, 2008, 20(2):493–508.

[9] Barzilay S, Brunstein Klomek A, Apter A, et al. Bullying victimization and suicide ideation and behavior among adolescents in Europe: a 10-country study. J Adolesc Health, 2017, 61(2):179–186.

[10] Winsper C, Hall J, Strauss VY, et al. Aetiological pathways to borderline personality disorder symptoms in early adolescence: childhood dysregulated behaviour, maladaptive parenting and bully victimisation. Borderline Personal Disord Emot Dysregul, 2017, 4:10.

[11] Fonagy P, Twemlow SW, Vernberg EM, et al. A cluster randomized controlled trial of child-focused psychiatric consultation and a school systems-focused intervention to reduce aggression. J Child Psychol Psychiatry, 2009, 50(5):607–616.

[12] Bloom S. Lesson of a lifetime. Smithsonian Magazine(2019–05–06). https://www.smithsonianmag.com/ science-nature/lesson-of-a-lifetime-72754306/.

[13] Chu C, Buchman-Schmitt JM, Stanley IH, et al. The interpersonal theory of suicide: a systematic review and meta-analysis of a decade of cross-national research. Psychol Bull, 2017, 143(12):1313–1345.

[14] Fonagy P, Twemlow SW, Vernberg E, et al. Creating a peaceful school learning environment: the impact of an antibullying program on educational attainment in

[15] Reas DL, Pedersen G, Karterud S,et al. Self-harm and suicidal behavior in borderline personality disorder with and without bulimia nervosa. J Consult Clin Psychol, 2015, 83(3):643–648.
[16] Goodman M, Tomas IA, Temes CM, et al. Suicide attempts and self-injurious behaviours in adolescent and adult patients with borderline personality disorder. Personal Ment Health, 2017, 11(3):157–163.
[17] American Psychiatric Association. Diagnostic and statistical manual of mental disorders, fifth edition. American Psychiatric Association, 2013.
[18] Kaplan C, Tarlow N, Stewart JG, et al. Borderline personality disorder in youth: the prospective impact of child abuse on non-suicidal self-injury and suicidality. Compr Psychiatry, 2016, 71:86–94.
[19] Giner L, Blasco-Fontecilla H, Mercedes Perez-Rodriguez M, et al. Personality disorders and health problems distinguish suicide attempters from completers in a direct comparison. J Affect Disord, 2013, 151(2):474–483.
[20] Pincus AL, Ansell EB, Pimentel CA,et al. Initial construction and validation of the Pathological Narcissism Inventory. Psychol Assess, 2009, 21(3):365–379.
[21] Heisel MJ, Links PS, Conn D, et al. Narcissistic personality and vulnerability to late-life suicidality. Am J Geriatr Psychiatry, 2007, 15(9):734–741.
[22] Blasco-Fontecilla H, Baca-Garcia E, Dervic K,et al. Specific features of suicidal behavior in patients with narcissistic personality disorder. J Clin Psychiatry, 2009, 70:1583–1587.
[23] Ansell EB, Wright AGC, Markowitz JC, et al. Personality disorder risk factors for suicide attempts over 10 years of follow-up. Personal Disord, 2015, 6(2):161–167.
[24] Jaksic N, Marcinko D, Skocic Hanzek M,et al. Experience of shame mediates the relationship between pathological narcissism and suicidal ideation in psychiatric outpatients. J Clin Psychol, 2017, 73(12):1670–1681.
[25] Coleman D, Lawrence R, Parekh A,et al. Narcissistic personality disorder and suicidal behavior in mood disorders. J Psychiatr Res, 2017, 85:24–28.
[26] Cross D, Westen D, Bradley B. Personality subtypes of adolescents who attempt suicide. J Nerv Ment Dis, 2011, 199(10):750–756.
[27] Harrop TM, Preston OC, Khazem LR, et al. Dark traits and suicide: associations between psychopathy, narcissism, and components of the interpersonal- psychological theory of suicide. J Abnorm Psychol, 2017, 126(7):928–938.
[28] McGonigal P, Harris L, Guzman-Holst C, et al. Is suicidal behavior in antisocial personality disorder better accounted for by comorbid borderline personality disorder? Poster presented at the Annual Meeting of the Association for Behavioral and Cognitive Therapies; San Diego, 2017,11:16–19.
[29] Douglas KS, Lilienfeld SO, Skeem JL, et al. Relation of antisocial and psychopathic traits to suicide-related behavior among offenders. Law Hum Behav, 2008, 32(6):511–525.
[30] De Crescenzo F, Serra G, Maisto F, et al. Suicide attempts in juvenile bipolar versus

major depressive disorders: systematic review and meta-analysis. J Am Acad Child Adolesc Psychiatry, 2017, 56(10):825–831.e3.

[31] Post RM, Altshuler LL, Kupka R,et al. Verbal abuse, like physical and sexual abuse, in childhood is associated with an earlier onset and more difficult course of bipolar disorder. Bipolar Disord, 2015, 17(3):323–330.

[32] Kopala-Sibley DC, Zuroff DC, Russell JJ, et al. Understanding heterogeneity in borderline personality disorder: differences in affective reactivity explained by the traits of dependency and self-criticism. J Abnorm Psychol, 2012, 121(3):680–691.

[33] Kostro K, Lerman JB, Attia E. The current status of suicide and self-injury in eating disorders: a narrative review. J Eat Disord, 2014, 2:19.

[34] Islam MA, Steiger H, Jimenez-Murcia S, et al. Non-suicidal self-injury in different eating disorder types: relevance of personality traits and gender. Eur Eat Disord Rev, 2015, 23(6):553–560.

[35] Peebles R, Wilson JL, Lock JD. Self-injury in adolescents with eating disorders: correlates and provider bias. J Adolesc Health, 2011, 48(3):310–313.

[36] Muehlenkamp JJ, Engel SG, Wadeson A, et al. Emotional states preceding and following acts of non-suicidal self-injury in bulimia nervosa patients. Behav Res Ther, 2009, 47(1):83–87.

[37] Downs KJ, Blow A. A substantive and methodological review of family-based treatment for eating disorders: the last 25 years of research. J Fam Therapy, 2013, 35(Suppl 1): 3–28.

[38] Depestele L, Lemmens GM, Dierckx E, et al. The role of non-suicidal self-injury and binge-eating/purging behaviours in the caregiving experience among mothers and fathers of adolescents with eating disorders. Eur Eat Disord Rev, 2016, 24(3):257–260.

[39] Pisetsky EM, Haynos AF, Lavender JM, et al. Associations between emotion regulation difficulties, eating disorder symptoms, non-suicidal self-injury, and suicide attempts in a heterogeneous eating disorder sample. Compr Psychiatry, 2017, 73:143–150.

[40] Cucchi A, Ryan D, Konstantakopoulos G, et al. Lifetime prevalence of non-suicidal self-injury in patients with eating disorders: a systematic review and meta-analysis. Psychol Med, 2016, 46:1345–1358.

[41] Anestis MD, Silva C, Lavender JM, et al. Predicting non-suicidal self-injury episodes over a discrete period of time in a sample of women diagnosed with bulimia nervosa: an analysis of self-reported trait and ecological momentary assessment based affective lability and previous suicide attempts. Int J Eat Disord, 2012, 45(6):808–811.

[42] Claes L, Jiménez-Murcia S, Agüera Z, et al. Male eating disorder patients with and without non-suicidal self-injury: a comparison of psychopathological and personality features. Eur Eat Disord Rev, 2012, 20(4):335–338.

[43] Anastasiadou D, Sepulveda AR, Parks M,et al. The relationship between dysfunctional family patterns and symptom severity among adolescent patients with eating disorders: a gender-specific approach. Women Health, 2016, 56(6):695–712.

[44] Yen S, Shea MT, Pagano M, et al. Axis I and axis II disorders as predictors of prospective suicide attempts: findings from the Collaborative Longitudinal Personality

Disorders Study. J Abnorm Psychol, 2003, 112(3):375–381.

[45] Wang PW, Yen CF. Adolescent substance use behavior and suicidal behavior for boys and girls: a cross-sectional study by latent analysis approach. BMC Psychiatry, 2017, 17:392.

[46] Carvalho AF, Stubbs B, Vancampfort D, et al. Cannabis use and suicide attempts among 86,254 adolescents aged 12–15 years from 21 low- and middle-income countries. Eur Psychiatry, 2019, 56:8–13.

[47] Shalit N, Shoval G, Shlosberg D, et al. The association between cannabis use and suicidality among men and women: a population-based longitudinal study. J Affect Disord, 2016, 205:216–224.

[48] Borges G, Bagge CL, Orozco R. A literature review and meta-analyses of cannabis use and suicidality. J Affect Disord, 2016, 195:63–74.

[49] Kokkevi A, Richardson C, Olszewski D, et al. Multiple substance use and self-reported suicide attempts by adolescents in 16 European countries. Eur Child Adolesc Psychiatry, 2012, 21(8):443–450.

[50] Kaley S, Mancino MJ, Messias E. Sadness, suicide, and drug misuse in Arkansas: results from the Youth Risk Behavior Survey 2011. J Ark Med Soc, 2014, 110(9):185–186.

[51] Peltzer K, Pengpid S. Early substance use initiation and suicide ideation and attempts among school-aged adolescents in four Pacific Island countries in Oceania. Int J Environ Res Public Health, 2015, 12:12291–12303.

[52] DeJong TM, Overholser JC, Stockmeier CA. Apples to oranges? A direct comparison between suicide attempters and suicide completers. J Affect Disord, 2010, 124(1/2):90–97.

[53] Flensborg-Madsen T, Knop J, Mortensen EL, et al. Alcohol use disorders increase the risk of completed suicide-irrespective of other psychiatric disorders. A longitudinal cohort study. Psychiatry Res, 2009, 167(1/2):123–130.

[54] O'Boyle M, Brandon EA. Suicide attempts, substance abuse, and personality. J Subst Abuse Treat, 1998, 15(4):353–356.

[55] Molero Y, Zetterqvist J, Binswanger IA, et al. Medications for alcohol and opioid use disorders and risk of suicidal behavior, accidental overdoses, and crime. Am J Psychiatry, 2018, 175(10):970–978.

[56] Landi N, Montoya J, Kober H, et al. Maternal neural responses to infant cries and faces: relationships with substance use. Front Psych, 2011, 2:32.

[57] Strathearn L. Maternal neglect: oxytocin, dopamine and the neurobiology of attachment. J Neuroendocrinol, 2011, 23(11):1054–1065.

[58] Hans LL, Bernstein VJ, Henson LG. The role of psychopathology in the parenting of drug-dependent women. Dev Psychopathol, 1999, 11:957–977.

[59] Suchman NE, DeCoste CL, McMahon TJ, et al. Mothering from the inside out: results of a second randomized clinical trial testing a mentalization-based intervention for mothers in addiction treatment. Dev Psychopathol, 2017, 29(2):617–636.

[60] James LM, Taylor J. Impulsivity and negative emotionality associated with substance

use problems and cluster B personality in college students. Addict Behav, 2007, 32(4):714-727.

[61] Cohen P, Chen H, Crawford TN, et al. Personality disorders in early adolescence and the development of later substance use disorders in the general population. Drug Alcohol Depend, 2007, 88(Suppl 1):S71-84.

[62] Roane BM, Taylor DJ. Adolescent insomnia as a risk factor for early adult depression and substance abuse. Sleep, 2008, 31(10):1351-1356.

[63] Wong MM, Brower KJ. The prospective relationship between sleep problems and suicidal behavior in the National Longitudinal Study of Adolescent Health. J Psychiatr Res, 2012, 46(7):953-959.

[64] McCall WV, Black CG. The link between suicide and insomnia: theoretical mechanisms. Curr Psychiatry Rep, 2013, 15(9):389.

[65] Winsper C, Tang NKY. Linkages between insomnia and suicidality: prospective associations, high-risk subgroups and possible psychological mechanisms. Int Rev Psychiatry, 2014, 26(2):189-204.

[66] Chu C, Hom MA, Rogers ML, et al. Insomnia and suicide-related behaviors: a multi-study investigation of thwarted belongingness as a distinct explanatory factor. J Affect Disord, 2017, 208:153-162.

[67] Singhal A, Ross J, Seminog O, et al. Risk of self-harm and suicide in people with specific psychiatric and physical disorders: comparisons between disorders using English national record linkage. J R Soc Med, 2014, 107(5):194-204.

[68] Tietjen GE, Brandes JL, Peterlin BL, et al. Childhood maltreatment and migraine (part II). Emotional abuse as a risk factor for headache chronification. Headache, 2010, 50:32-41.

[69] Singh S, Taylor C, Kornmehl H, et al. Psoriasis and suicidality: a systematic review and meta-analysis. J Am Acad Derm, 2017, 77(3):425-440.

[70] Roberts E, Wessely S, Chalder T, et al. Mortality of people with chronic fatigue syndrome: a retrospective cohort study in England and Wales from the South London and Maudsley NHS Foundation Trust Biomedical Research Centre (SLaM BRC) Clinical Record Interactive Search (CRIS) Register. Lancet, 2016, 387:1638-1643.

[71] Smith WR, Noonan C, Buchwald D. Mortality in a cohort of chronically fatigued patients. Psychol Med, 2006, 36(9):1301-1306.

[72] Tietjen GE, Brandes JL, Peterlin BL, et al. Childhood maltreatment and migraine (part III). Association with comorbid pain conditions. Headache, 2010, 50:42-51.

[73] Jones GT. Psychosocial vulnerability and early life adversity as risk factors for central sensitivity syndromes. Curr Rheumatol Rev, 2016, 12(2):140-153.

[74] Sachs-Ericsson N, Cromer K, Hernandez A, et al. A review of childhood abuse, health, and pain-related problems: the role of psychiatric disorders and current life stress. J Trauma Dissociation, 2009, 10(2):170-188.

[75] Bowden MB, Walsh NJ, Jones AJ, et al. Demographic and clinical factors associated with suicide in gastric cancer in the United States. J Gastrointest Oncol, 2017, 8(5):897-901.

[76] Rahouma M, Kamel M, Abouarab A,et al. Lung cancer patients have the highest malignancy-associated suicide rate in USA: a population-based analysis. Ecancermedicalscience, 2018, 12:859.

[77] Riem MME, Doedée ENEM, Broekhuizen-Dijksman SC, et al. Attachment and medically unexplained somatic symptoms: the role of mentalization. Psychiatry Res, 2018, 268:108–113.

[78] Bizzi F, Ensink K, Borelli JL, et al. Attachment and reflective functioning in children with somatic symptom disorders and disruptive behavior disorders. Eur Child Adolesc Psychiatry, 2019, 28(5):705–717.

[79] Hudson JI, Arnold LM, Keck PE Jr, et al. Family study of fibromyalgia and affective spectrum disorder. Biol Psychiatry, 2004, 56(11):884–891.

[80] Shonkoff JP, Garner AS; Committee on Psychosocial Aspects of Child and Family Health; Committee on Early Childhood, Adoption, and Dependent Care; Section on Developmental and Behavioral Pediatrics. The lifelong effects of early childhood adversity and toxic stress. Pediatrics, 2012, 129(1):e232–246.

[81] Post RM, Altshuler LL, Leverich GS, et al. Role of childhood adversity in the development of medical co-morbidities associated with bipolar disorder. J Affect Disord, 2013, 147:288–294.

（史一凡　译）

第6章

为青少年、家庭和临床医生创建有弹性的护理系统

Dickon Bevington

引　言

本章将主要围绕我们治疗工作更广泛的社会背景展开论述。我们这样做的前提是，心智化不只涉及一两个人，它涉及整个社会、文化和系统，远远超出了个人治疗的范围，不仅延伸到患者的社会关系，也延伸到治疗师的社会关系。因此，本章只关注患者的大脑和内心可能发生的状况，即只对患者和治疗师之间的交流略有侧重。尽管这点至关重要，但还是要避免陷入这样的陷阱，即认为治疗师这些必不可少的技能和理解足以切实地以可持续的方式带来改变。落入这一陷阱的治疗师可能会承担一个风险角色，需要成为一种"心理忍者"，有意义的改变可能只取决于他们的个人技巧和固有的心智化力量。

这本书的前几章描述了心智化形成及其发展，将这种能力的发展不仅与成熟的前额叶皮质联系起来，还与通过标记镜像等过程展开的母婴二元关系联系起来。我们通过体验被依恋对象所感知的过程来学习感知，这是我们理解这一最具人性过程的核心[1]。迄今为止，较少有相关报道的是，

D. Bevington (✉)
Anna Freud National Centre for Children and Families, London, UK
e-mail: Dickon.Bevington@annafreud.org

© Springer Nature Switzerland AG 2020
L. L. Williams, O. Muir (eds.), *Adolescent Suicide and Self-Injury*,
https://doi.org/10.1007/978-3-030-42875-4_6

母亲对其孩子进行心智化的能力在多大程度上取决于她对其他人的心智化（伴侣、父母、朋友，如果没有这些，还有专业人士的访问），这些人可以对她进行心智化治疗，通过标记和反馈，助力母亲应对为人母过程中的喜悦与挑战。因此，心智化首先是一种网络社交能力，由依恋关系和大脑生物学支撑，这个假设正是本章其余部分的基础。任何治疗的合理目标不仅在于我们如何提高患者心理关系的质量，还在于它们的密度和分布。此外，这同样适用于我们周围的人，就像我们居住的复杂护理网络中的临床医生一样，也适用于我们的患者。

基于社会背景这个前提，本章将讨论以下内容：
1. 加入现有系统作为心智化的一部分。
2. 一般精神病理因素（p因子）与认知信任。
3. 社会连通性研究。
4. 解决跨网络的解体问题。

第一部分：加入现有系统作为心智化的一部分

也许临床医生存在一个常见误解：我们的工作涉及在客户或患者周围创建新的帮助系统。这是一种深刻的"以专业为中心"的看法，很少（如果有的话）与我们希望帮助的人的生活经历相一致。从这个意义上说，这代表着我们的心智化严重失败，是对帮助过程实际如何运作的误解。更准确的说法是，我们只是加入了现有的帮助系统——在患者之间和患者周围的关系网络，"帮助"以许多不同的形式在其中传递。

从专业的角度来看，其中一些帮助可能毫无作用或不安全。一个为青少年提供毒品的人可能与我对"帮助"的理解相去甚远，但让我们从患者的角度来审视这个问题。经销商提供几乎完整的按需供货，他们所提供的与患者的期望有关，是安全可预测的；除了（尽管是目的性的）从难以忍受的精神状态中解脱出来，它们的物质产品可能还提供就业机会，甚至安全保障。当然，在患者现有的帮助网络中，许多其他人作为"帮助者"的争议要比作为经销商的争议小得多！家庭成员、忠实的朋友或者其他专业人士——除了最严重脱位的患者——都或多或少地有某种联系。

作为一名治疗师，我最好了解我在帮助患者的"竞赛"中所面临的那种"竞争"，并对在这个帮助市场中如何做出关于"购买"谁的商品的选择时保持谦逊。

在这种情况下，几乎不可避免的是，此类群体中，人们对于所面临困难的性质，可能有效的帮助（或干预）方式，以及该由谁来承担提供帮助的责任，会有不同的看法和理解。帮助网络的一个最令人沮丧的特点是，它们似乎陷入了复制这种"解体"的运作方式。

就目前而言，我们都很容易受到竞争的影响，都极易将自己定位为最好的、最有帮助的，或者任何帮助网络中最重要的部分。例如，作为一名治疗师，我在患者生活中的参与可能比其他人在他们的社交网络中的参与要短暂得多。如果我与患者建立深厚信任关系的熟练能力是以"出现"一个或多个其他形象为代价的，那该怎么办？众所周知，药物治疗存在引发不必要的或有害的（医源性）影响的风险，所以治疗师必须警惕这样一个事实，即在由人际关系介导的提供帮助和接受帮助的复杂领域中，需要避免一些平行的陷阱。

第二部分：一般精神病理因素与认知信任

让我们后退一步，考虑一下我们的患者一生中积累的重大心理痛苦；心理健康障碍与复原力是平衡的。在成人人群[2]和青少年人群[3]中进行了大型的重要研究，首先检查了诊断类别的稳定性，然后检查了"内化"和"外化"障碍等诊断类别的稳定性，并将注意力集中在被称为"一般精神病理因素"（p因子）的因素上，这些因素甚至隐藏在这些类别背后。这个数字是由数学决定的，数字越大表明心理负担越大。值得注意的是，这一p因子是慢性和严重需求的最重要的预测因素，独立于集群或个体诊断。与低p因子的患者相比，高p因子的患者患更多的慢性疾病、更危险疾病以及更"难以治疗"的疾病的风险更高。即使低p因子个体最初可能有非常严重的症状，符合明确的诊断，这些个体在统计上仍然更有可能对循证治疗做出反应，并恢复其功能和健康。

这不可避免地引发了关于这样的 p 因子究竟是什么的争论。目前，也许最令人信服的解释是：p 因子可能代表了个体认知信任中适应性程度或缺乏程度的替代衡量标准。正如在第 2 章中所描述的那样，认知信任是指个体在面对挑战时能够开放、接受和利用他人帮助的能力。如果他们有很高的认知信任能力，即使是受严重影响的低 p 因子的人，随着时间的推移，也可能比另一个最初没有明显心理健康症状的人做得更好。

对于高 p 因子的人来说，"认知快车道"通常会以两种特定的方式受到损害。首先，他们的认知信任能力会在一种被称为"认知过度警惕"的情况下封存。对于这些人来说，与提供帮助（特别是专业帮助）有关的严重偏执可能是这种情况的一种表现。其次，他们的认知信任系统可能非常开放，以至于他们似乎信任任何人或所有人，不管一个人提供的"帮助"可能有多无益（例如，来自贩毒者的帮助）。

不管具体的精神健康症状或其严重程度如何，实际上是个体的适应性认知信任能力决定了他们终身患病的深度和程度，所以在治疗患者时，这是高度相关的考虑因素。考虑到绝大多数心理健康服务倾向于开展详细的需求评估，然后将这些需求与最佳的专业"交付机制"相匹配。虽然这种方法对低 p 因子（具有强大的认知信任能力）的患者相当有效，但对于那些风险最高的患者来说就不那么成功了，要么是因为他们只能以"认知过度警觉"的方式参与强加给他们的护理系统，要么是因为他们无法区分谁应该拥有认知信任。

所以对于这个特别易感的群体来说，找到方法来建立他们的适应性认知信任能力是关键。因此，我们敦促个体治疗师避免成为前面讨论过的"心理忍者"的冲动，而是密切关注我们作为治疗师加入的预先存在的帮助网络，以帮助共同构建与青少年的认知信任更适应的能力。具体考虑以下几点：

· 在他们现有的帮助网络中，青少年目前认为谁值得信赖或乐于助人？

· 青少年最喜欢与谁交流？（这是描述和识别工作人员或非正式"助手"对来访者的准确心智化的一种不那么程序化的方式。）

· 新员工从这些关系中学到最有用的东西是什么？

当一个潜在的帮助者被认为准确地解释了痛苦的本质和原因时，即青少年认为这个人向他们展示了对他们的处境有足够的了解时，认知信任就被"赢得"了。对于许多封闭的认知快车道（高度警惕）的青少年来说，这通常意味着最初的帮助者可能实际上不是你（治疗师）或任何心理健康方面的专家。

当然，如果我面前的人看起来不仅有基础知识和实践经验，而且对我的世界有某种切身的理解，那么信任这样一个潜在的帮手就会容易得多。在阶级、文化、性别、种族和权力不平等的情况下，这虽然不是无法避免的困难，但往往会更难。因此，许多治疗师作为网络中相对强大的人物，可能会体验到与他们患者现有的帮助网络中的其他人相比，自己处于即时的劣势。在青少年与学校辅导员、最喜爱的老师或教练（甚至是贩毒者）之间的关系中，认知信任可能比他们与治疗师的关系更明显，这并不少见。请记住，对于"专业帮助者"来说，必须在"知道"（作为一个合格的专家）和将"不知道"理解为"不知道"之间取得平衡。在与具有不适应认知信任体系的人打交道时，不要表现得傲慢。在真正的好奇心的背景下，谦逊、同理心和幽默感会有所帮助。

第三部分：社会连通性研究

二元、三元、强弱关系、结构洞、经纪业务和终止

本章标题中提到的护理系统可能给人的印象是指管理下的系统，其含义是它们处于控制之下，以协调的方式运作，并有明确界定的权力和问责界限。如上所述，无论任何国家或地方提供卫生和社会保健服务的组织原则是什么，我们都必须接受并投身其中的保健系统，更确切地说，应被视为依托于社会网络。在这个网络中，存在着一些不太透明的影响因素、达成的共同理解，以及由第三方提供的经纪业务。

在这里，社会网络分析（SNA）领域的心理学家、社会学家、人类学家和数学家已经介绍了框架和概念，为精神卫生系统提供了真正的希望。在这一点上有必要免责声明：SNA是一个巨大的研究领域，这里只摘录了几个关键原则，这些都是谦虚地提出，希望它们不仅为治疗工作的有效行

动开辟道路，也能公正地对待它们所基于的深刻而复杂的学术研究。有关于此有很好的介绍性著作，包括 Kadushin 的著作[5]。

首先，介绍几个关键的定义：

SNA 图：人们的社会网络，被绘制成节点和连线的数组。

节点：个人在网络中，绘制为点、圆、方形等。

线：节点之间的线，表示关系。可以通过粗细程度、颜色、纹理、箭头等形式添加额外的定性数据，表示强度或其他特质，尽管这有可能使观察者无法解释绘图的复杂性。

二元：只包含 2 个节点（一对或成对）的社交网络。

三元：一个有 3 个节点的社交网络。

小圈子：由 4 个或 4 个以上节点组成的小型网络，其中每个节点都与其他节点直接相连。

密度：衡量一个社交网络由多少个连接组成，与这些节点之间的最大可能连接有关（可以用数字表示率）。例如，如果存在三元组，则最多可能有 3 个互连；一组有 4 个人，总共有 6 种可能的连接。

结构洞：这是一个节点，它是网络中一个亚组与另一个亚组之间的唯一桥梁。一个亚组的元素与另一个亚组的元素连接的唯一方法是通过结构洞。

为什么治疗师可以共同创建 SNA 图？AMBIT（基于适应性心智化的综合治疗）计划（参考本章最后的注解和 Bevington 等人[6]）的经验表明，共同绘制一幅简单的社交网络图以展示患者身边可以提供帮助的人，能为这些网络提供特定的窗口或镜头，从而影响和丰富治疗师和患者的行为。这里的努力是找到一种方法来概念化（然后帮助）分布式帮助网络的功能，而不会将其作为一种自我中心或单一的观点，否认许多不同的想法和意图在起作用。更简单地说，这些 SNA 测绘练习提供了一个关于将网络周围的人心智化并让青少年参与的视角。

SNA 图会变得更有趣，信息量更大，有时还能揭示原本隐藏的结构和模式，如果不仅向患者询问与他们有关的每个员工，而且还向每个员工询问他们与该网络中所有其他成员的联系——如果图是基于数据而不是仅仅基于心理观点。这些数据衍生的 SNA 图是社会学家和数学家研究的对象。例如，如果对认知信任和网络中的帮助感兴趣，每个成员关于其他成员的可能问题包括：

· 你和 X 有多少联系？（0= 没有，1= 很少，2= 频繁。）

· 你觉得 X 有多大帮助？（0= 完全没有帮助，1= 部分有帮助，2= 有帮助。）

· 你觉得 X 在多大程度上理解你的处境？（0= 完全理解，1= 部分理解，2= 一般理解。）

这里的关键点是，与专业或非专业的帮助者建立帮助关系的不仅仅是我们的患者；帮助者之间也或多或少地相互帮助，这不是通常在网络上明确共享的信息。治疗师和他们的患者可以猜测（或试图理清）其他工作人员之间的关系，但在像这样的更复杂的绘图练习中，也可以借助计算机程序，这些程序基于关于这种关系的调查问题的实际数据创建了一个"最佳匹配模型"。SNA 科学地检验了以这种方式揭示的共同结构，试图将这些结构与功能和结果联系起来。Ronald Burt 对这种方法进行了里程碑式的描述[7]。

三元关系

有了 3 个节点——一个三元关系，就开始变得复杂了。从这个意义上说，三元关系可以说是"社会的基石"。在三元关系中，最大可能的密度是每个节点都连接到其他两个节点（图 6.1，图 6.2）。

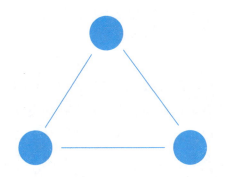

图 6.1　稳定的三元关系：高密度

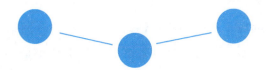

图 6.2　不稳定的三元关系：低密度

较低密度的排列中将看到节点排列成一条线，中心节点与其他两个节点都有联系，但这两个节点彼此不连接。这给了中间节点一定的影响力或权力，因为除非其他两个节点形成独立于它的直接关系，否则它控制着它们对彼此的访问，并拥有创造性连接的潜力。与此同时，出于善意不能准确地将两者中的一个呈现给另一个，或者滥用这一权力（例如，故意将其他两个元素分开作为"分而治之"的策略，或者对其作为"中介"的角色收取过高的费用），可能会导致其他两个节点之间计划外的联合，以抵制"坏中间人"，所以这个位置和权力一样存在风险。我们将回到这种矛盾的状态，讨论被不那么诗意地称为"结构洞"的问题。

当三元关系的密度为1（在所有3个节点之间存在联系）时，它往往是更稳定的排列，无论所有3个节点是否都是积极的（"我朋友的朋友是我的朋友"），或者2个节点是否团结在一起共同抵抗第3个节点（"我敌人的敌人是我的朋友"）。我们都有理由认为，在这样的安排下，心智化被促进了，最简单的原因是，将第三方引入二元体，创造了另一种视角的必然性，从而可能产生好奇心（你怎么看A那样的行为？）。可以对网络进行数学分析，以确定不仅是关系的密度，也是三元关系的密度。三元关系在整个网络中的集中度越高，稳定性就越高。在考虑患者周围的网络时，考虑如何通过有计划的努力稳定该网络中任何困难的二元关系，让那个二元关系与一个有用的第三方建立一个三元关系。这在系统实践中被称为"桥梁"；理想情况下，第三方将与双方建立（或能够建立）认知信任关系。

如上所述，小圈子有4个或更多的节点（图6.3），具有高密度的强联系。随着时间的推移，这种结构往往非常稳定，彼此遵守严格的文化或实践规则（在安全和临床风险的背景下，这是一件好事），但代价往往是会变得高度僵化，甚至可能是自私自利，相对难以被外人渗透，甚至压制其成员资格。常被引用的例子是帮派或极端孤立的家庭，但读者的临床经验可能会表明，他们在实践中认识的一些小型临床或护理团队已经接近了这种配置，以及一些帮助较小的行为相关性。因此，将整个网络上的联系密度提高到超过某个点并不一定会提高其效能；实际上，正是集群之间的差距使这些小的亚组能够专注于重要信息并在需要时有效地处理它，而它们与更广泛网络的其他部分之间的桥梁允许在这些重要的地方进行有效的转移和交易。

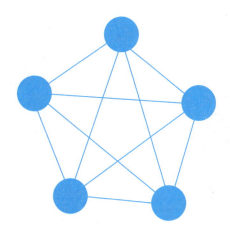

图 6.3　小圈子

强弱关系

这将我们引向 SNA 研究强调的另一个领域：强弱关系之间的差异（图 6.4）。我们之前主要讨论了牢固的关系，即节点之间有定期联系和有价值的交流。也许矛盾的是，在同一网络中弱关系与强关系一样重要[8]，因为这些往往是新信息（包括获得帮助的途径）从更远的距离通过网络流动的方式，通过这种方式可能会带来变化和差异。相比之下，牢固的关系提供了安全和稳定（在需要或希望发生变化的地方，这些联系可能会对变化产生不利影响）。当治疗师第一次开始与易感的青少年和他们的家人接触时，弱关系往往是他们第一次接触的全部，就像来自另一个世界的人一样；通过对治疗关系的努力和在这种关系中建立安全感，希望这种关系增强。同样，作为一名治疗师，我希望与我的团队成员建立牢固的关系，为我提供足够的安全感，以便在焦虑的情况下保持我自己的意念，并让我遵守商定的安全协议。然而作为一名治疗师，最常见的薄弱关系是将我与多机构网络中的许多其他专业人员联系在一起。如果我们为不同的机构工作，甚至只是为不同的部门工作，我可能只有短暂的接触或接触这些其他专业人员的"权利"，仅仅是因为我们都是联合领域的工作人员。关注青少年现有的帮助网络中的薄弱联系，可能对于制定如何增强其复原力的想法至关重要。

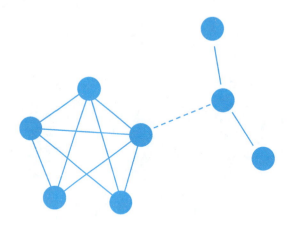

图 6.4　强弱关系

结构洞

对弱关系的理解，以及一个节点如何经常充当两个其他节点之间的"桥梁"的想法，引出了 SNA 另一个有用的概念："结构洞"（图 6.5）。结构洞是用来描述作为网络中一个亚组和另一个亚组之间唯一桥梁的节点的术语。一个亚组的元素与另一个亚组的元素连接的唯一方式是通过结构洞。结构洞具有相当自相矛盾或矛盾的性质。一方面，它们在网络中具有非常重要的影响力或权力，因为它们控制着不同节点之间的访问；它们可以利用这一地位采取"分而治之"的策略，控制如何共享网络不同节点的信息。在一个重要的意义上，我们的患者在他们周围的帮助网络中拥有这种力量：他们经常是更广泛的专业网络不同节点之间的唯一联系，几乎总是进入他们自己的私人或非正式帮助网络（大家庭、朋友、帮派成员等）的唯一途径。在更基本的层面上，如果没有我们的患者，我们这些专业人员根本没有理由进入这个领域。

另一方面，结构洞的位置往往是脆弱和最具压力的位置：如果控制和影响依赖于一定程度地将人们分开，那么这些人进入不受结构洞调解的关系时就会面临风险。这方面的一个简单例子是许多治疗师都会认识到的现象，这解释了为什么作为专业人员，我们总是容易收到关于我们必须在其中发挥作用的专业网络的有偏见的负面反馈。在与青少年见面时，听到其他专业人员的描述并不少见：这个人"根本没有机会"，一个人"只对自己感兴趣"，另一个人"完全听不进去"。听到这些描述的治疗师很容易让一团竞争的"小火焰"占据上风。更可用、更谦虚、更有同理心的参与是多么令人满意。与此同时，关于职业关系网其他部分的这些负面内涵的点滴反馈很容易滋生那种职业"神话"，这些神话将我或我的团队定位为一个原本支离破碎的体系中的好的异类，因此，与此同时，关于职业关系网其余部分的这些负面内涵的点滴反馈并没有真正被调查或心智化。系统本身是没有思想的，但它们是由个体的思想组成的。结构洞（这里指的是患者）的另一个风险是，我们不会"相信"存在致命缺陷的专业同事的形象，而是对"忘恩负义"或"两面派"的说谎者采取评判立场。当然，患者（在这里作为网络中的一个结构洞）可能会说这样的话，原因有很多。确实有一些专业人员有时的帮助程度低于他们可能或应该提供的帮助，但同样，以这种方式交谈的患者可能在传达他们希望我不要成为什么样的人的信息（默认情况下，向我提供建议，让我如何表现才能更有帮助），就像他们所描述的真实人物一样。

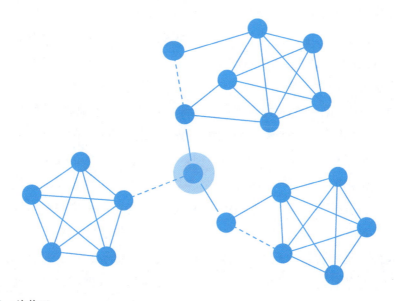

图 6.5 结构洞

经纪业务和终止

最后，描述这些在网络中起作用的矛盾或平衡力量的另外两个有用的术语是经纪业务和终止。经纪业务往往是结构洞的一种功能（将合适的人聚集在一起），并与刺激变革的有效性相关——尽管如上所述伴随着风险。另一方面，终止涉及系统需要通过建立和维持紧密和稳定的联系来提供安全和控制（更高密度的三元关系和牢固的联系，不那么孤立和强大但容易受到攻击的结构洞或孤立的二元体）[7]。有时，这些力量中的一种在特定情况下会更加突出，任何考虑到患者周围网络的工作人员面临的挑战是在特定的时间点找到并调整这两个相当矛盾的过程的平衡。正如下文将强调的那样，经常相互竞争或相互矛盾的任务之间的脆弱平衡是大多数治疗工作的核心，因此，如果有的话，个体治疗师很少会体验到他们的工作是完全舒适的。正如我们所知，在不舒服或不确定的情况下，我们自己的心智化能力也会受到挑战。

第四部分：应对跨网络的解体

解体与融合

在决定帮助那些自伤或有自杀倾向的青少年时，这项工作给治疗师带来的焦虑是不言而喻的。此外，我们认识到这样一个事实，即专业人员的焦虑往往紧随其后的是职业羞耻感（我感到焦虑，但我的同事似乎从来没有那么焦虑，这肯定意味着我不擅长这项工作）。反过来，羞耻又是求助行为的"敌人"，一个人会羞愧地躲起来，而不是大方地向同事寻求帮助。在近20年来许多治疗工作的培训中，我们发现，断言治疗师感到焦虑是适当的，甚至是必要的（如果不是一直感到焦虑，甚至是极度焦虑），这一点是有帮助的。在一个风险如此之多、失败代价如此之高的领域，如果不感到焦虑，就意味着一种假装模式的运作，这肯定不是一种心智化的运作。所以难题是，这种试图帮助患者心智化的工作经常让我们感到焦虑，这是我们自己心智化的敌人，也是寻求可能恢复我们心智化的帮助的敌人。在非心智化的状态下，治疗师不仅无法心智化患者或他们自己，而且未能心智化帮助网络的其他部分（也许更容易），这种风险要高得多。

不同的团队受委托处理通常由不同的解释框架（生物学、社会-生态、系统、精神分析等）定义的特定类型的问题。因此，在多种情形并存的状况下，强调"他们的"问题的重要性（以及他们发挥主导作用的必要性），有时近乎心理等价状态。因此，可以理解的是，工作人员投入了特定的培训和角色——在解释患者困难的水平和可能表明的具体干预措施上存在分歧，这一点并不令人惊讶。在资源稀缺的高压力服务中，有第3个层面可能会爆发令人沮丧的分歧（我们将其归类为未能对网络中的其他参与者进行指导），这涉及谁负责提供所需的特定类型的帮助；当一个系统由多学科团队组成时，这一点可能更加明显。即便这些差异会让工作人员感到沮丧，但对我们的患者而言，这些差异可能是无关紧要的。然而，这些差异始终存在助长甚至加剧伤害的风险，就如同许多患者所经历的支离破碎且冲突不断的家庭状况一般。下面介绍一个建立在这些想法基础上的工具——瓦解网络。

在这种情况下，系统地重新构建对复杂的多专业关系网的专业期望很有必要，它可以避免归因错误（将差异归咎于个人，甚至是道德上的失败），而是将解体视为人为努力过程中的自然静止状态。当然，遗憾的是，只是偶尔有理由指责个人的不当行为，但在实践中，很少有专业人员在开始一天的工作时，打算使他人的最佳治疗努力失效或与他人的最佳治疗努力相矛盾；这些事情是不可避免的。我们最好开发结构化的方法来预测、确定和应对，以便将这些不可避免的、不断重新配置的解体形式的危害降至最低。

要做到这一点，一个人的力量是不够的，因为我们工作时所处的熵力太强大了，个人的"心理忍者"无法单独抵消它们。因此，除了面对面的治疗之外，我们工作的一个重要部分是有目的地建立一个"以治疗师为中心的团队"——一个可以支持我们作为治疗师自身的心智化的社会网络。

将团队任务具体化

这需要在两个方向上给予特别关注：

1. 团队流程旨在建立联系良好的团队。团队成员之间的牢固联系提供了安全保障，使彼此的意念在反复挑战这一点的情况下保持活力。我们的目标是建立一个团队，在这个团队中，治疗师被鼓励向彼此寻求帮助，而缺乏这种帮助的团队会面临挑战。这有助于并支持建立强大的个体治疗师－患者关系，因为它为故意将这些个体治疗师定位为强大（但脆弱的）结构洞所隐含的不稳定提供了纠正平衡。

2.团队流程可以解决更广泛的网络问题。至关重要的是，我们必须认识到需要许多想法、技术和资源，以便不同的人和所需的不同种类的专业知识能够充分解决构成最具挑战性的精神障碍的复杂和相互协同的问题。然而，这反过来又需要有目的的综合活动，以处理不可避免的和无休止的变化的解体，这些解体将总是在基本但通常较弱的关系上反复出现，这些关系是这种网络中较远的专业间和非正式家庭之间联系的特征。

发展联系紧密的团队

如上所述，我们已经看到，通过在一个更大的网络中对一个小团队进行一定程度的"封闭"，建立紧密而牢固的联系，有利于成员的安全。"联系深厚"的团队会更准确地相互理解,这本身就增加了成员的安全感。此外，强大的共享团队文化支持真正遵守安全协议，而单靠自上而下的管理指令是永远不可能实现的，尽管任何领导都有良好的意图。为了让所有强大的团队文化随着时间的推移而保持下去（特别是在成员流动率往往很高的工作环境中），社交仪式和纪律的存在可以防止实践中的改进被淡化或丢失。

人脉深厚的团队重视监督结构。在专业间寻求帮助的对话中，有一种心智化四步法，称为"一起思考"[9]，它强调了在专业同事寻求帮助时对他们进行心智化的重要性，至少和对患者进行心智化一样重要。这4个步骤如下：

1.批改任务：这个步骤的命名可以让人想起"标记镜像"。在这里，重点是"启动"求助者的心智化，坚持让他们在努力实现心智化的过程中"按照我们的意思开始"。它是关于在对话周围建立清晰的边界，可以在各种环境中发生。它将包括为实现这一目标明确分配可用的时间。

施助者不会继续交谈，直到他们尽可能清楚地知道他们的这位同事正在寻求什么样的帮助。这需要一些互惠的努力来定义一个有用的对话结束点应该是什么样子（"你开始这个对话背后的意图是什么？"或者"如果我成功地按照你所希望的方式帮助了你，那会是什么样子或感觉如何？"）它要求求助者以一种谦虚的方式，首先停止向同事寻求帮助的行为，并将自己的行为具体化。它有助于将谈话置于此时此地的情绪化之中。

通常，如果没有明确的团队文化来规定这种纪律，寻求帮助的对话就会忽略这一步，从寻求帮助的人给出（或倾诉）他们的问题开始。这为帮助者创造了双重任务：首先尝试猜测求助者实际想要的是什么（"我在这里的任务是什么？"）。第二，倾听求助者同事的话，了解他们的心理状态和情景。在有压力的情况下，这可能会限制帮助者的能力，要么在故事发生时准确地倾听，要么根据求助者感觉到的需要来表达他们的反应。在这种情况下，巧妙地回应（假装模式）或机械地回应（有目的地）往往比解决同事的实际需求更容易。

求助者可能会为同事"标记"的任务种类多种多样："我想要几个关于下一步该做什么的新想法，因为我觉得我的患者正在疏离""我想知道我的风险计划是否有意义""我想停止对我的患者感到愤怒""我想弄清楚为什么社会工作者会这样做"等。

团队应该努力创造一种文化，明确承认偶尔不堪重负的必然性，并将寻求帮助的期望作为一种行为规范，从而使相互标记此类任务成为一种常态，而不是例外。

2. 陈述案例：在这里，求助者被给予一些时间来分享他们的同事为了帮助他们完成任务而可能需要的相关故事的"骨架"。再一次，这一步有一个强硬的步骤：双方都明确地"签约"进行一次共同思考的交流，这给了施助者施加一定程度的控制的许可，确保（考虑到商定的时间限制）求助者不会因为包容性和"讲故事"而陷入穷尽，这是对我们工作中隐含的焦虑的常见反应（假装模式和目的论）（如果我能把每一个细节都包括进去，事情就会很清楚了）。

3. 心智化此刻：在这里，有一个刻意的（可以说明显的）的转变，似乎暂时放松了对话的边界，允许大脑"回放"以前发生的事情。同样，在没有明确的社会纪律的情况下，在帮助式的谈话中，这一步通常被忽视：我们经常直接从讲述问题转向讲述解决方案。至关重要的是，这一步最初是聚光灯转到对应施助者身上，求助者被邀请暂停。至于施助者，在这一点上，他们被邀请尽可能准确地指导的第一个人不是患者或案例中的其他参与者，而是他们面前的同事。这背后的逻辑是，在压力条件下，心智化的错误很容易出现。按照定义，人们认为是某种压力驱使他们寻求帮助的同事发起了这场对话。我们知道，恢复一个人的心智化最有效的方法是让他们有被信任的他人准确地心智化的经历，而这些是认知信任的先决条件[10]。

4. 回归目标：这些对话是以任务为中心的，而且是在繁忙的工作环境中进行的，所以帮助者有责任帮助引导对话进入结束阶段。现在，求助者被邀请思考：根据之前的交流，他们的脑海中是否出现了任何解决方案。提供帮助的人可以提出自己的想法和建议（如果必要的话），始终牢记最初定义的任务：这些对话的目的是为寻求帮助的同事提供应急关怀，以满足他们的需求（而不是为帮助提供人一个发挥力量或展示能力的机会！）。显然，这也存在风险，这些风险可能尚不确定，需要探索和应对。然而，这种结构化方法背后的主要意图是帮助恢复同事的心智化。当然，一起思考是最常见的互动（一个同事向另一个同事寻求帮助）。通过将注意力集中，以更具系统性的方法开展工作，目的是通过发展和维持一种明确的团队文化来为团队的有效运作做出贡献，这种文化既重视团队成员的思维，也重视患者的思维。将这4个步骤创建为共享的社会纪律这一事实本身就可以作为团队文化的明确标志。

这也可能对在这种方法下护理的患者产生直接影响。治疗师提到他们从同事那里得到的与他们工作相关的帮助，说出这些帮助者的名字，并描述他们得到帮助的方式（以不同的方式理解某事、获得资源等），他们正在利用自己与患者的认知信任关系来模拟和正常化求助过程。向青少年展示的是一个必要的"后备团队"的概念。由于青少年注意到了这一点，邀请他们考虑一下他们自己的后备团队在这个时间点上是什么样子，以及是否有可能加强联系的方法，或者找到新的方法，以便可以以类似的方式运作。最后，作为一种支持将一个对认知高度警惕的青少年推荐给更专业的同事的手段，对与他们建立了一些认知信任的专业人员来说，不说"那个人会对你有多好"，而是说"那个人对我有多大的帮助"通常会更有效。

解决更广泛网络中的解体问题的团队流程

团队或家庭中存在的牢固联系肯定会发生解体，在发生解体的地方，解决这个问题显然特别重要。此外，在这样的环境中，通常更容易发现（或更难忽视）。在这里，我们更专注于发现和解决它，当它发生在这些直接关系之外，并跨越我们知道的更广泛的帮助网络的关键薄弱联系时。

在这一点上，考虑使用前面讨论的 SNA 连通性图——与青少年合作制作的，使用一大张图表纸。从中间的青少年开始，他们所有最相关的帮助来源（正式的、非正式的、常规的和非常规的）都可以被添加进来，并利用"参与者"之间的距离和不同的线条样式或粗细来丰富正在编码的信息。通过这种方式，这些简单的草图可以表明不同参与者被感知到的程度（请注意，这些图不像真正的 SNA 图那样是由数据驱动的），以进行接触或不接触，理解或帮助青少年，或者彼此同意或不同意等。作为一种早期参与的手段（并断言），治疗师只加入现有的帮助网络，而不是创建一个全新的帮助网络——它们已被发现是有帮助的，并为青少年所接受。

一种识别整个网络中最突出的解体技术是解体网格，它提供了一种更系统的方法来使其关键参与者具体化。网格由三行组成，然后为给定网络中标识的每个关键参与者绘制一列。这些行的标签如下：

1. 解释（"出了什么问题？"）。
2. 干预（"怎么办？"）。
3. 责任（"谁做什么？"）。

然后，治疗师会指导每个"玩家"考虑最有可能的"要点"，这些要点是这个人希望看到的与案例相关的、在每个级别都有代表性的。在记录这些点时，指令总是试图写下这些点，如果这些点被参与者自己看到，"会引起赞许的点头"。当然，这比最初看起来要难。由此产生的网格将几乎不可避免地揭示一系列不同的观点（以及一些可能揭示无知领域的问号），而这些差异中的大多数可能只会对网络功能产生微乎其微的影响。它往往会揭示出一些对整个网络的运作没有帮助的关键分歧（或冲突），特别是关于共同的意图（我们希望）：整个网络应该有助于患者的安全和进步。首先，确定解体发生在哪个层面上是有帮助的：解释、干预还是责任层面上？

对于一个大型网络，希望让每个人都坐在一个房间里是很难实现的，当然是在短时间内，尽管多专业的案例会议本身往往是减少解体的负面影响的非常有效的方式。当这样的多专业会议发生时，解体网格可以是非常有用的记录方式。参加会议的团队成员可以开始在不同参与者交谈时在网格的不同单元中逐字记录他们的评论，而不是依赖于他们自己的、不太可靠的个人想法。根据作者的经验，多机构会议通常会感到好奇，如果这种技术在这样的环境中被透明地使用，而不是试图将其强加于团队。反过来，这种好奇心常常促使整个团队以协作的方式来完成这个网格，最理想的情况是使用一块白板来进行操作。在发生这种情况的地方，它帮助重申了房间里潜在的共同意图（帮助患者），并重新点燃了人们对彼此工作的好奇心（就像是对彼此的工作进行"心智化"的代表），更不用说强调可能的"相互联系的对话"了，如果得到帮助，这些对话可能会减少或修复解体的一个特别严重的方面。

在没有多专业会议的情况下，对于每个病例的时间有限的治疗师（特别是关于参加围绕一个病例的网络问题），私下完成的或与同事一起完成的网格可以帮助他们在未来一周专注于在哪里以及如何最有效地度过有限的"网络时间"。在特定的解体过程中进行"联系对话"听起来很简单，但事实当然并非如此。在这方面，将需要战略思维，SNA 可以提供一些前进方向的线索。在这个网络中，谁是最乐于助人的其他人，谁可能充当值得信任的桥梁，或者利用冲突的二元关系制造三元关系？这两个网络成员之间是否已经存在可以加强的共同薄弱关系？权力如何在这个二元关系上传递，以及理解这一点可能会如何影响或塑造任何干预？当然，在这些情况下，理论和实践的应用与面对面的治疗工作一样重要；如果我希望引起专业同事的注意，并赢得一些认知上的信任，我最好在给出建议或命令之前找到准确理解他们困境的方法。

小　结

没有什么是新的。诗人约翰·多恩（John Donne，1572—1631）写道：没有人是一座孤岛，每个人都是大地的一部分（*No man is an island entire of itself; everyman is a piece of the continent, a part of the main*）。

这适用于我们的患者（任何患者，特别是青少年，他们往往比成年人更紧密地建立起网络），但也适用于他们的父母和照护者，以及我们作为精神健康团队成员的情况。如果只关注一个人的想法，而不考虑其他人的想法，就不太可能带来可持续的变化。

此外，任何治疗工作都需要承认，青少年花在治疗上的时间与我们周围更广泛、脆弱、有时非常危险的"帮助网络"中的其他时间相比，是微不足道的。如果认知信任起到了作用，它会使关于如何反应或如何成为的新想法被我们的患者接受，并在咨询室之外，在这些网络互动中进行试验。在那里，作为治疗师，我们可能会觉得自己被限制在屏住呼吸和交叉手指上，希望世界会足够仁慈，首先注意到患者行为的勇敢改变，然后承认并加强这种变化。然而，我们并非无能为力。将我们的一些精力和时间分配给建立和塑造更有效、更具心智化的网络是有用的。此外，有证据表明，这不需要完全盲目地进行，也并非徒劳。

> **要 点**
>
> 1. 心智化被认为是一种社会能力，而不仅仅是一种个人（前额叶）能力，这很有帮助。
> 2. 治疗师应该关注患者周围现有的帮助网络，他们加入了这个网络；他们永远不会创建一个新的网络。
> 3. 认知信任并不取决于等级、经验或正式的权威，但理解它的存在或不存在对患者来说是至关重要的。
> 4. 了解（和平衡）整个帮助网络中经纪业务和终止的矛盾和模棱两可的力量，有助于组织整个网络的干预。
> 5. 跨复杂帮助系统的解体是他们的自然休息状态，很少是出于恶意；有系统的方法来解决这一问题是所有治疗工作的重要组成部分。

对于那些有兴趣了解更多关于使用心智化框架来开发护理系统的人，作者指出读者可以参考 AMBIT[5]。本章的大部分内容是基于 AMBIT 计划的工作，该计划是由 Anna Freud 国家儿童和家庭中心（英国伦敦）的学者和临床医生与位于英国和其他国家多个当地团队合作开发的。AMBIT 是一个开放的基于心智化的计划，部分是一种治疗方法（针对高风险、高复杂性和低求助人群），部分是一种质量改进方法。它与当地制度和文化相结合，鼓励因地制宜，以支持当地制度和适应当地文化，并提供原则性立场和一系列核心团队纪律。鼓励读者访问免费的维基手册网站：https://manuals.annafreud.org/ambit。

参考文献

[1] Fonagy P, Target M. Playing with reality: I. Theory of mind and the normal development of psychic reality. Int J Psychoanal, 1996, 77:217–233.

[2] Caspi A, et al The p-factor: one general psychopathology factor in the structure of psychiatric disorders? Clin Psychol Sci, 2014, 2(2):119–137.

[3] Patalay P, Fonagy P, et al. A general psychopathology factor in early adolescence. Br J Psychiatry, 2015, 207(1):15–22.

[4] Fonagy P, Luyten P, Campbell C, et al. Epistemic trust, psychopathology and the great psychotherapy debate. Society for the Advancement of Psychotherapy(2019-07-21). http://www.societyforpsychotherapy.org/epistemic-trust-psychopathology-and-the-great-psychotherapy-debate.

[5] Kadushin C. Understanding social networks: theories, concepts, and findings. Oxford: Oxford University Press, 2012.

[6] Bevington D, Fuggle P, Cracknell L, et al. Adaptive mentalization-based integrative treatment: a guide for teams to develop systems of care. Oxford: Oxford University Press, 2017.

[7] Burt R. Structural holes versus network closure as social capital//Lin N, Cook K, Burt R, editors. Social capital: theory and research. Oxford: Transaction, 2001.

[8] Granovetter M. The strength of weak ties. Am J Sociol, 1973, 78(6):1360–1380.

[9] Bevington D, Fuggle P, Fonagy P. Applying attachment theory to effective practice with hardto-reach youth: the AMBIT approach. Attach Hum Dev, 2015, 17(2):157–174. https://doi.org/1 0.1080/14616734.2015.1006385.

[10] Fonagy P, Allison E. The role of mentalizing and epistemic trust in the therapeutic relationship. Psychotherapy, 2014, 51(3):372–380. https://doi.org/10.1037/a0036505.

（才延辉　译）

基于心智化的治疗与其他疗法相得益彰

第7章

Carlene MacMillan

引 言

在过去的 10 年里,各种治疗自伤和自杀的方法得到了广泛关注。选择哪种治疗方法可能不仅让临床医生感到困惑,也让那些迫切寻求帮助的家庭陷入迷茫。我们认为,无论选择哪种治疗方法,只有心智化在治疗过程中发挥关键作用时,才能实现显著效果。从本书的前几章中,你可能已经掌握了 3 个关键原则:首先,心智化是我们每个人都具备的能力;其次,心智化可以在任何人身上表现为"在线"或"离线"状态,这不仅适用于治疗师,更适用于那些可能正在与自杀或自伤想法和行为作斗争的患者;最后,心智化作为一种技能,对患者和治疗师来说都至关重要。我们将在下文看到,这些原则适用于广泛的治疗方法。

我们真的应该尝试"将心比心",这个想法听起来很简单,以至于经验丰富的治疗师有时会问,如果刻意将这个概念纳入他们的工作,能否带来新的收获。即使是基于心智化的治疗(MBT)的先驱,有时也会提出这样的问题:MBT 是否只是"新瓶装旧酒"[1],或者相反,它是否能给治

C. MacMillan (✉)
Brooklyn Minds Psychiatry, Brooklyn, NY, USA
e-mail: carlene.macmillan@brooklynminds.com

© Springer Nature Switzerland AG 2020
L. L. Williams, O. Muir (eds.), *Adolescent Suicide and Self-Injury*,
https://doi.org/10.1007/978-3-030-42875-4_7

疗师带来真正的创新。他们一度将其描述为"可以想象的最不新颖的治疗方法，因为它仅仅是围绕着人类的基本能力——但事实上，这是使我们成为人类的能力"[2]。

然而，我们的理解是，MBT 的先驱们所做的是将生物学、依恋研究、神经成像和发展心理学巧妙地结合起来，以深入探究是什么使治疗有效。请花片刻时间思考一下：是什么促使一个人选择倾听另一个人关于他们脆弱的内在情感状态，尤其是一个他们不太了解的人？

尽管信任他人并非人类独有的行为（每天我们都在更多地了解与我们共同生活在这个星球上的其他生物），但在我们看来，信任是心理治疗工作的基石[3]。在实践中，我们认为这种普遍性意味着 MBT 的原则和技术可以与其他治疗流派协同使用。这些流派可以包括第一波的精神分析，第二波的认知行为治疗（CBT），以及第三波的辨证行为治疗（DBT）或接纳承诺疗法。

如果你能够在治疗过程中敏锐地捕捉到你与患者之间的心理活动，那么你就已经迈出了良好的一步。可以把心智化治疗比作高速互联网连接；除非你的互联网连接顺畅，否则你无法在线观看你最喜欢的节目的最新一集。同样，除非心智化"在线"，否则你无法有效地产生洞察力或教授技能。在任何有效的治疗过程中，你都很可能会观察到治疗师和患者之间的心智化在积极发生，而无论采用何种初始治疗方式。相比之下，进展不顺利的治疗会谈——无论是肤浅的，还是突然陷入混乱情绪失控的场景——非心智化的时刻显著增多，通常影响到治疗师和患者双方（图 7.1）。

3 种预心智化模式——假装模式、心理等价模式和目的论模式，可以出现在所有形式的治疗中。因此，我们要提醒你，亲爱的读者，心智化治疗的第一条规则：检查心智化。心智化治疗的第二条规则是什么？让心智化重新上线。我们为什么要这样做？是为了重新走上认知信任的快车道。那么，我们为什么要走这条快车道？为了尽可能有效地引导患者到达他们要去的地方。从这个角度来看，心智化治疗师接受所有心理治疗模式。首先，因为我们知道有证据显示各种心理治疗方法都是有效的[4]。其次（在我们看来，更重要的是），因为我们知道不是每个患者都会只对一种类型的治疗产生反应。如果有证据明确指出一种心理治疗方法是"赢家"，坦

基于心智化的治疗与其他疗法相得益彰 | 第 7 章

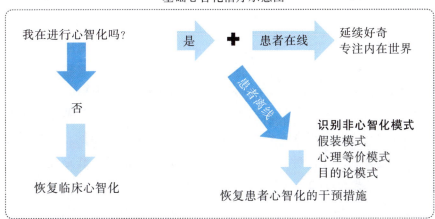

图 7.1　患者的基础心智化

率地说,这本书就毫无意义,你会理所当然地想要回你的钱。实际上,证据主要指向所有的心理治疗方法,如果患者真的参加了治疗会谈,这些心理治疗的效果也一般。所以我们看到,要使治疗变得更加有效,还有很多工作要做。最后,在心理治疗研究领域有一个公开的秘密,它指出了另外两个重要的事实,可以支持你学习和实施心智化理论和技术的愿望:首先,症状不太严重的患者通常比症状较重的患者好得更快,效果维持得更久;其次,与治疗师形成良好工作联盟(思考依恋和认知信任)的患者往往好得更快,效果更持久;最后,一个更隐蔽的秘密是,治疗师的心智化技术与治疗的最终成功(或不成功)有很大关系,无论年龄、种族、性别、经验或治疗模式如何。

因此,本章的主要目的不是要说服你选择 MBT 而不是其他形式的治疗,事实上,如果你得出这样的结论,我们的团队会感到有些失落。相反,我们的目标是提供证据,证明 MBT 如何能够被整合到治疗工作中,而不管是哪种治疗方法。如果你觉得最舒服的是动态的方法,那就太棒了!想整天做思想图表吗?妙极了!彻底地接受一种感觉状态?那就来吧!

本章将讨论以下内容:

1. 假装模式是如何独特地干扰心理动力疗法、CBT 和 DBT 的?
2. 心理等价模式是如何独特地干扰心理动力疗法、CBT 和 DBT 的?

3. 目的论模式是如何独特地干扰心理动力疗法、CBT 和 DBT 的？

假装模式

首先，让我们考虑假装模式。假装模式与会话中的情感温度过低有关。心理动力学治疗师可能会注意到频繁使用的防御机制，如合理化，而 DBT 治疗师可能会说，患者在"理性思维"中花费了大部分时间，几乎没有让真实的情感进入。在这种情况下，作为治疗师，我们的工作就是使用心智化技术将情感温度调高到一个可以完成工作的范围。

大多数治疗师可能都能想到，在治疗过程中，他们注意到自己分心了，可能会想不知道晚餐吃什么，或者当坐在对面的人喋喋不休地说着各种术语时，他们感到无聊。关于各种防御机制及它们是如何产生的讨论可能已经十分丰富，但会议仍令人感到空洞和生硬。在心理动力疗法中，这种情况可能发生在患者"从学龄前开始接受治疗"，但几乎没有表现出来的时候。患者有一个固定的叙述，沿着他们为什么是他们的方式，这种清晰的见解表面上是目标。治疗师可能会提供一些新的和看似聪明的解释，然后患者将其纳入这种非心智化的假装模式叙述中。这种表面的互动可能对治疗师非常有吸引力，因为当患者告诉治疗师他们有多聪明时，通常让人感觉良好。然而，对于一个心理动力治疗师来说，他们的假装模式雷达处于高度戒备状态，这种机械互动和无聊的感觉应该引起警觉。仅仅识别出假装模式并不能解决问题，这只是第一步。

当假装模式占主导地位时，治疗师可以使用 MBT 技术，比如使用意想不到的挑战来提高情绪温度，使一些治疗工作能够完成。挑战可能是相当随机和不权威的。我们认识的一位治疗师在治疗一名疲惫不堪的青少年时感到无聊，他站在桌子上喊道："Cowabunga（加油）！"这完全不是青少年所期望的，假装模式停止了。利用极性，我们可以挑战让患者从"自我对抗他人"中走出来，让一些反思功能运转起来。例如，如果患者几乎只关注自己，治疗师可以开始问问题，转而考虑他人的观点。要真正提高情绪温度，让患者思考治疗师的观点，以及他们可能在想什么和感觉什么，这可能会突然把"此时此地"插入其中。毕竟，这是一种心理动力疗法，沿着 MBT 的两个极性采取措施是一个真正动态的、生动的过程。可以这么说，我们鼓励你在海面平静的时候掀起一些波澜。在使用了你的"MBT 忍者"技术之后，你应该会发现自己又坐在了座位的边缘，不再为晚餐吃什么而发愁了。虽然 MBT 的目的是鼓励反思功能，而不是产生见解，但一旦反思功能发生，见解如何以真实和连接的方式进入会话几乎是令人不可思议的。

假装模式也可以应用于更注重技术的行为疗法，如 CBT 和 DBT。在这里，我们想到了一些青少年，他们在课堂上可以很好地掌握认知扭曲或痛苦容忍技能的理论知识，甚至可以补充这些内容，但在"现实生活"中却无法一致、有效地使用这些技能。他们可能很快就会认为这些治疗没有帮助而放弃。那么，到底哪里出了问题？他们是否只需要再进行一轮技术培训，直到完全理解？不完全是。我们认为，这些技术真正内化和持续普遍化的程度与这些技术的培训课程和指导电话的心智化程度有关。在我们的实践中，我们那些被认为是"核心行为主义者"的心理学家已经接受了 MBT 技术，使他们的会谈更核心。让我们看看 MBT 如何与 DBT 配合来完成这项艰巨的工作。

首先，让我们探讨在以技术为基础的治疗过程中，如何识别并应对非心智化的时刻。当一名青少年表示"DBT 没有帮助"时，关键在于深入评估先前的治疗师如何与他们建立关系、会谈的互动质量，以及这种关系是否能让他们感到自在和真诚。通常，当 DBT 或 CBT 未能奏效时，患者可能会表示他们只是机械地完成了日记卡或其他作业，以避免"惹麻烦"，但并未从中真正获益，治疗师可能严格遵循协议，却未能表现出对患者真实体验的深刻关切。然而，正如本书第 6 章所指出的，治疗师应避免对前任治疗师的所谓技术缺陷表现出优越感。对于心智化治疗师来说，挑战这些泛泛的陈述并进行深入探究至关重要，这正如一位优秀的 CBT 或 DBT 治疗师会做的那样。尽管 DBT 可能确定未能达到预期效果，但为了避免重蹈非心智化的覆辙，全面剖析这些问题是必要的。相比传统的精神动力学疗法，以技术为基础的疗法通常更注重当前的互动，这与心智化治疗"此时此地与我们同在，而非彼时彼刻与他们同在"的哲学理念相契合。因此，如果技术导向的会谈开始流于形式，缺乏实际的深度，那么通过讨论治疗师与患者之间在房间内的互动，可以重新激发治疗的活力。这正是所谓的情绪聚焦或关系心智化。你可以这样说："我想知道，当我给你布置治疗作业时，你是不是只是说会去做以取悦我，但实际上并没有打算这样做；我宁愿你直接告诉我，你觉得这些无用，而不是假装有所帮助。"这种方式不仅能够优化任务类型，使其更具实际效用，还能够增强治疗的转化效果。

可以通过心智化技术来增强 DBT 任务的一个例子是，完成对导致目标行为（如自残）发生的事件、思想和感觉的连锁分析。进行心理链分析需要治疗师有意识地采取一种"不知道"和好奇的态度来看待沿着链条出现的想法和感受，而不是暗示患者可能同意的想法和感受，以努力表现出同意并推动任务进行。如果你的患者被困住了，并且使用了可怕的"J"字——"我不知道，这只是（just）发生了"。你可以说，"如果我是你，在那种情况下，我可能会感到非常生气，你有这种感觉吗？"这是一种更微妙的"不知道"的姿态，而不是像"哇，你一定很生气！"。前一种措辞更容易引发讨论，而后一种措辞可能会产生未经检验的同意。它模拟了每个人对同样的情况都有不同的看法，我们不应该假设我们知道别人的感受。这些是心智化的原则。

DBT 治疗师被鼓励将有趣的非权威行为融入他们的工作中，而 MBT 治疗师可能会说，适时的非权威可以作为一种有效的挑战——一种旨在将心智化重新激活的治疗策略。当进行链式分析时，一位治疗师发现它变得有点陈旧，他可能会抛出一个意想不到的陈述，比如"然后你拿出你的魔杖，施了一个咒语，把自残的冲动赶走了，对吗？"。这些挑战策略有时会失败，甚至会令人不悦，但如果做得周到，通常可以让会谈变得更好。

虽然 DBT 治疗师进行连锁分析的目标可能主要是介绍可以用来防止目标行为（如自残）的技术要点，但了解 MBT 的治疗师也对寻找心智化离线的时刻非常感兴趣。要明白，像自残这样的目标行为，往往是由于强烈的情绪，尤其是对社交遭遇的负面情绪，阻碍了人们在某一时刻停止思考的最终结果。你可以使用"倒带"技术来回溯到这个人能记得的真正偏离轨道之前的事情。你还可以记住，在做连锁分析时，一旦一个人停止了心智化，他们对目标行为的后续想法和感受的描述最多只能是纯粹的猜测。当一个年轻人说，"然后它就发生了，我最后停下来了"，他们可能确实在说真话，就像他们回忆的那样，进一步尝试让他们填写一份关于想法和感受的表格可能会导致假装模式的反应。如果DBT治疗师说："好吧，那我们来研究一下下次你可以使用什么技术，这样你就不会再陷入非心智化的状态，或者你可以意识到你没有，然后让自己回到正轨。"而不是陷入死胡同，他们可能会获得更多的支持，而不是专注于目标行为之前的时刻。在这个框架中，人们实际上可以将需要努力的目标行为重新概念化，将心智化能力转变为非心智化模式。典型的目标行为，如自伤或自杀的姿态，实际上更多的是烟雾信号，表明有非心智化的思想在发生。在这种情况下，心智化治疗师关心的不是最后的行为，而是如何帮助患者保持心智化在线。

心理等价模式

被称为心理等价的预心智化模式，即感觉等同于事实，也可以在各种治疗模式中发现。与假装模式不同的是，假装模式通常伴随着较低的情绪温度，而心理等价通常在情绪过于强烈和压倒性的情况下出现。

在以洞察力为导向的心理动力治疗中，这可以表现为，当治疗师采取更保守的立场时，患者在面对不确定性时戏剧性地失控。患者可能会开始相信各种各样的事情，比如他们知道治疗师一定恨他们，认为他们是邪恶的，尽管没有任何事实表明这一点。在精神分析文献中，描述这些个体的术语"边缘性"是历史上出现的，它传达了在这种治疗中，个体可能处于精神病和神经症的边界。我们会说这个人在这些过程中处于心理等价状态。这些令人痛苦的会谈导致人们普遍认为，边缘人格类型的人不应该接受这种类型的治疗。然而，事情并没有那么简单。如果治疗师在这个方向的治疗中能够识别出心理等价的迹象，他们基本上可以按下暂停键，然后插入一些好奇和肯定的陈述，如果患者能接受的话。如果不行，他们可以按下暂停键，切换到一个完全不同的，不那么沉重的话题，如果感觉合适的话，可能会在之后回到这个导致崩溃的话题。这可能是在会谈的后期，也可能是更晚的时候，特别是如果话题涉及未处理的创伤时。心理动力治疗中出现心理等价并不意味着这种形式的治疗是不合适的；相反，这意味着对这个人来说，需要共同努力来保持情绪温度不至于飙升到上限。在心理动力治疗的最后，是最终发展出一个信任的、安全的环境，在那里，之前触发的话题可以被谈论，而不是心智化崩溃。

在CBT等行为疗法中，心理等价通常是干预的首要和中心目标，尽管这个术语可能不会被使用。事实上，在向其他治疗师描述MBT时，像"它帮助人们更灵活地思考不同的可能性"这样的描述可能会导致怀疑MBT与CBT是否有任何不同的问题。心理等价似乎是CBT技术用来解决认知扭曲的直接目标。对于那些过度依赖自动的、消极的、内隐的对自己和世界的思考方式的人来说，CBT非常强调外显的、受控的心智化。行为治疗师设计暴露等级来帮助个体面对他们内隐的、非心智化的、适得其反的、根深蒂固的信念。在整个过程中，治疗师要求对主观痛苦程度（SUDS）进行评分。这些评分是我们在MBT中所说的情绪温度的定量度量。如果治疗师设计的干预力度太大，SUDS得分就会很高——心智化会离线，就不会对新的进展有任何了解。恐惧将主宰并强化心理等价。如果干预力度不够，则会导致SUDS评分过低，并以假装模式为主。认知扭曲和强迫性思维都是大脑试图消除不确定性和简化世界的尝试。不幸的是，当感觉而不是事实驱动这种思维时，人们最终会以一种非适应性的方式来驾驭世界。CBT和暴露反应预防技术都旨在将不确定性注入这种混合中，并帮助个体建立对这种不安感觉的容忍度。虽然CBT有自己的术语词汇，如灾难化或个性化，但这些术语的核心都是心理等价。MBT的预测是，对歪曲背后的感受进行验证，然后是好奇的探索（在CBT中，这可以通过思想记录CBT工作表等方式来促进），从这个角度来看，这将导致更灵活的思维。例如，如果有人固执地认为他们应该做了一些不同寻常的事情，并且是一个彻底的失败者，注定只会在未来失败时，一个常见的CBT技术是试着想象他们在类似的情况下会对朋友说什么。这是利用我们在MBT中谈到的"自我与他人"的极性来促进他们摆脱对自己的消极和特定关注方式，考虑另一种观点，即如果朋友处于同样的情况下，他们会如何看待这种情况，然后将这种观点应用到自己身上。这是一个积极的过程，当它进展顺利时，CBT治疗师和患者都能够进行心智化并走出僵局。

我们还应该注意到，在过去的几年里，一些计算机程序和智能手机应用程序已经被创建，在没有治疗师的情况下提供 CBT。虽然有很多人可以而且确实从这种方法中受益，但对于那些与可能导致自杀想法或自伤的非常强烈的情绪作斗争的青少年来说，有一个了解心智化原则的 CBT 治疗师可以建立信任，并以计算机程序无法做到的方式引导会谈的情绪温度。机器学习还没有到那一步，所以，你不会被解雇。这并不是说这些电子工具在治疗师的工具箱中没有地位；相反，对于那些在面临挑战时容易迅速陷入预心智化模式的来访来说，它们可能还有更好的发展。

目的论模式

在非 MBT 治疗模式的背景下，我们将探讨的最后一种预心智化模式是目的论模式，也被称为"证明它"或"展示我"模式，其中非常强调行动（或不行动）和围绕这些行动所要表达的确定性。更多的心理动力导向的治疗师可能会认识到目的论模式，当有越界的企图或产生反效果的行为发生时。更多的认知行为导向的治疗师，包括 DBT 治疗师，可能会认识到这种模式，当所谓的"治疗干扰"行为开始发生时，或者当要求治疗师在治疗外的时间提供技术指导，并且开始感觉这个人不是真的想要学习技术时；相反，他们正在寻求与电话另一端的人建立某种亲密关系。这是一种可能破坏治疗的模式，如果不加以注意和解决，会导致一些看似正当却危险的行为。

让我们首先探讨一下它如何在以洞察力为导向的心理动力治疗中表现出来。当某人在对治疗师的依恋中感到不安全，并且不知道如何谈论它时，正如 Peter Foragy 所说，他们可以"做疯狂的事情"[5]。你可能回忆起那些在每周会谈中看起来完全正常的患者，直到你去度假，然后所有的计划都被打破。自杀的威胁，半夜的危机电话，以及其他在休假期间的打扰，都会在大多数治疗师的心中引起愤怒、困惑和怨恨。正在休假的治疗师——通常是平静、冷静和集合了禅宗般智慧的典范，突然暴躁起来，向他们的伙伴抱怨说他们想在休假回来后"解雇"患者。在这种情况下，治疗师和患者都不可能很好的心智化。

这种目的论的场景是如此常见，以至于经典喜剧《天才也疯狂》（*What*

About Bob）把它带到了一个相当极端的目的论边界点。在那部电影中，一位精神科医生的紧张不安的患者（Bob），跟随医生及其家人到他的乡村别墅，并讨好他的家人。最终，这导致这位精神科医生发疯。这部电影上映于1991年，早于基于心智化治疗的发展。治疗师能做什么？我们建议陷入目的论陷阱的治疗师首先验证个体对证据的愿望，而不是实际提供证据，如果这有帮助的话。接下来，继续指出"房间里的大象"，即这种寻找证据的方法是有问题的，并正面解决这个共同的困境。John Gunderson在他的边缘型人格障碍的通才治疗模型中被广泛引用，他告诉那些愿意寻求这种证明模式的患者"你不会想让你的安全依赖于像我这样的人！"[6]。他会在指出这种困境的同时，证实人们很难感觉到它确实取决于他们所关心的人的反应，并将这种困境作为工作的核心焦点。问患者如果他们处在治疗师的立场上他们会怎么做，这可能会改变心智化的进程，因为他们通常过于专注于获得期望的反应，而忽略了治疗师也是一个有自己想法和感受的人。

如果不加以注意和控制，目的论模式会对所有治疗模式造成严重破坏。例如，在以技术为基础的治疗中，如DBT，治疗师有时会陷入让自己对患者过于方便的困境。即使是最认真的DBT技术教练也会错过患者打来的重要电话或短信。他们可能会从地铁里出来，收到一系列狂乱的短信，最后以治疗师因漠不关心而被解雇告终，并附上一张患者自残的照片，标题是"这是你的错！"。几个小时后，当患者冷静下来时，他们会发消息否认突然的解雇，但他们仍然很生气，因为他们的治疗师对他们如此的漠不关心以至于故意选择忽略这通电话。患者当然没有心智化，并且确信鉴于治疗师未能通过及时接听电话来证明对他们的关心，治疗师一定是故意这样做的。从心智化的角度来看，有趣的是，有爱心和负责任的治疗师可能会因为让患者失望而感到内疚，即使他们的督导向他们保证这不是他们的错，治疗师也会觉得有必要以某种方式补偿患者。也许他们会提供额外的会谈；也许他们决定再也不坐地铁了，以免错过另一个电话。无论他们做什么来证明他们确实关心患者，这都是治疗师陷入目的论互动模式的一个例子。我们都有过这样的经历，想要向别人证明我们确实关心他们，这是人类的天性。我们的论点是，如果治疗师不能认识到这个目的论的死胡同，他们会很快精疲力竭。这可能就是为什么DBT咨询团队经常让每个团队成员在每周会议开始时评估自己的倦怠程度的原因之一。一个运行良好的DBT项目最有价值的方面之一是咨询团队。正如我们反复说过的，与有自杀倾向或自伤倾向的患者一起工作时，你不能像一个孤独的忍者一样；相反，你必须在一个心智化的护理社会网络中共同工作（为了你和患者）。

最后，将心智化视为一种帮助人们产生和维持临时信任的技能，这样他们就可以更有效地学习新技术，而不是坚持认为自己当前的观点是唯一正确的，这与DBT的"智慧思维"概念非常契合。在DBT中，治疗师努力帮助个体进入智慧思维，在那里，思想和情感都不是主导，而是和谐地工作，以告知一个人的观点和最大化有效的行为。在MBT中，治疗师致力于帮助个人获得并保持在线心智化状态，在这种状态下，思想和情感也会和谐地工作，以拓宽一个人的视野，改善一个人在世界上的互动——"保持平衡"。尽管术语不同，但目标非常相似。如果一个人在智慧的思维中，他可能是在心智化。如果一个人被困在情感思维中，MBT治疗师会寻找心理等价和目的论模式。如果一个人被困在理性思维中，MBT治疗师会注意假装模式，这种模式可能是高度理智、与感性分离的。许多DBT技能，比如"给予"技能，本质上是培养心智化和让个人进入智慧思维状态的捷径。给予是一种有效的人际关系技巧，它指导那些试图维持一段关系的人"温柔，表现得有兴趣，认可并使用一种轻松的方式"。这与心智化的立场非常相似，不是吗，亲爱的读者？

小 结

希望通过上面的例子，我们已经让你相信MBT真的"和其他治疗方式融合得很好"。毫无疑问，在我们参加的培训中，来自世界各地的治疗师——许多有着截然不同的治疗倾向——似乎发现了一些关于心智化的基本原理，这些基本原理与他们的工作产生了共鸣，特别是与一些他们更具挑战性的案例产生了共鸣。正如我们在本书中所讨论的那样，对于那些开始担心医疗法律风险、感觉控制力有限及需要面对高度混乱的痛苦的治疗师来说，与自杀和自伤想法的斗争往往会使心智化离线。即使对于各自治疗流派中最精通的专家来说，这也是正常的，并且心智化技术可以帮助治疗师回到他们的最佳状态。希望这对于你在治疗生涯中迈出下一步时是一种鼓励。

参考文献

[1] Fonagy P. Are mentalization-based treatments old wine in new bottles? Presented at the Mentalization-Based Treatment 4th International Conference-Clinical Applications of MBT, London(2017–12–7/8).

[2] Allen JG. Handbook of mentalization-based treatment. Chichester: Wiley, 2006.

[3] Fonagy P, Allison E. The role of mentalizing and epistemic trust in the therapeutic relationship. Psychotherapy, 2014, 51(3):372–380.

[4] Weitz E, Kleiboer A, Van Straten A, et al. The effects of psychotherapy for depression on anxiety symptoms: a meta-analysis. Psychol Med, 2018, 48(13):2140–2152.

[5] BorderlinerNotes. Peter Fonagy-the therapeutic effects of talking about thoughts & feelings. YouTube(2019–07–19). https://youtu.be/OsYczfyOty0.

[6] Gunderson J. Good psychiatric management (GPM) for borderline personality disorder (BPD): what every psychiatrist should know. Presented at the 2015 Oslo Conference, Oslo(2015–12–5).

（罗　刚　译）

自杀和自伤行为的心智化危机管理

第 **8** 章

Owen Muir

引　言

在本章中，我们的目标是帮助你考虑如何在危机中实现前 5 章中列出的心智化。通过本章，我们鼓励你积极地思考几个重要的概念：什么是使心智化发生的有效成分，心智化的姿态是什么样的，以及如何在 3 种最常见的预心智化模式（心理等价、目的论模式和假装模式）中进行干预。

在我们团队的集体思想中，来自 Menninger 诊所的 Jon Allen 医生有一句名言，可以作为本章的完美指南。重要的是，这句话来自他正在接受治疗的一名患者。这句话是这样的："心灵是一个可怕的地方——你不会想一个人进入！"本章及第 6 章非常清楚地表明，与那些正在与自杀、自伤行为作斗争的人一起工作需要一个团队。亲爱的读者，你不是一个"心智化忍者"，你应该警惕那些可能让你离开团队的过程，以及揭露青少年自杀时所面临的挑战。即使是在治疗师的培训之外，治疗师也总是需要一种心智化的思维来帮助他和他们的患者理解那些不合理的事情。

因此，本章是在心理健康中最可怕的概念之一中使用心智化的指南：

O. Muir (✉)
Brooklyn Minds Psychiatry, Brooklyn, NY, USA
e-mail: Owen.muir@brooklynminds.com

© Springer Nature Switzerland AG 2020
L. L. Williams, O. Muir (eds.), *Adolescent Suicide and Self-Injury*,
https://doi.org/10.1007/978-3-030-42875-4_8

一个积极关注死亡或正在进行自伤行为的患者。

本章将讨论以下内容：

1. 自杀和非自杀性自伤（NSSI）危机的心智化概述。
2. 青少年急性期自杀或 NSSI 的心智化。
3. 青少年自杀或 NSSI 后的心智化。
4. 在心智化框架内有效地进行督导。
5. 心智化和自杀身亡——接下来会发生什么？

心智化概述

对青少年严重自杀或 NSSI 的管理，使用基于心智化的治疗（MBT），为如何处理紧急危机情况提供了指导，这些情况往往与传统和规范的方法相悖。与所有 MBT 一样，危机的核心方法是"不知道"的立场。处于危机中的青少年和家庭通常非常确定正在发生的事情，无论发生什么都是一场危机。保持"在线"和好奇的能力将有助于所有 MBT 从业者保持平静，降低情绪温度，这将给你和处于危机中的青少年及其家庭一个恢复精神状态的机会。

首先，有必要认识到，危机情境是心智化方法的一个固有问题，因为患者、其家人或你的情绪温度都可能会升高，这使每个人都很难进行心智化。此外，在一场危机中，通常每个人（患者、家人、急诊室医生、学校、你）都希望"做点什么"，这可能是相当有目的性的，也可能是无意识的。

这些危机可能极具挑战性，因为考虑何时进行更高水平的护理通常是每个人都想做或害怕做的"事情"，而这取决于你正在与谁交流。这意味着仔细考虑各种临床指标对于采取下一步治疗措施至关重要。这方面的研究有一些分歧。一方面，一旦一个人尝试过自杀，他们未来企图自杀的风险就会立即升高。通常在接下来的两年内，无论是尝试自杀还是完成自杀的风险都会立即升高[①]。然而，反复尝试自杀的个体并非一次就自杀身亡，所以在考虑再一次尝试的最直接风险时，本质上时间的风险因素通常是最

---

① Parra-Uribe I, Blasco-Fontecilla H, Garcia-Parés G, et al. Risk of re-attempts and suicide death after a suicide attempt: a survival analysis. BMC Psychiatr, 2017, 17(1):163.

重要的。这一信息通常也适用于那些自伤的人。对实施 NSSI 的青少年的全国性研究表明，很大一部分青少年尝试过 1~3 次 NSSI，但只有小部分青少年继续将 NSSI 作为一种长期的缓解情绪困扰的策略[②]。也有数据显示，有 NSSI 行为的青少年有时会主动自杀，而 NSSI 行为也会增加尝试自杀的风险[③]。重要的是，目前还没有随机对照试验支持使用急性住院治疗来挽救生命，但在由时间风险因素或明显异常精神状态导致的高危急性病例，通常会进行住院治疗。"安全合同"尚未被证明是有效的[④]。然而，研究告诉我们，在尝试自杀后（72 小时内）与健康团队专业人员的简单沟通可以减少未来的自杀和 NSSI 行为[⑤]。在确定急性期风险水平时，临床医生可以使用一些有循证基础的筛查工具：哥伦比亚自杀严重程度评定量表（C-SSRS）[⑥]、Linehan 风险管理和评估协议（LRAMP）[⑦]及自杀筛查问卷（ASQ）工具包[⑧]。

此外，与 MBT 模型保持一致的最重要的"自杀管理"资源是你的其他同事，在与有自杀倾向的青少年一起工作时，他们可以帮助你在自己情绪可预见的失控边缘进行思考。特别是在更初级的培训中，你可能会有一个正式的督导，也可能有几个非正式的导师，你可以、也应该向他们寻求帮助，以帮助你在与一个有潜在死亡风险的人进行工作的高度焦虑情景下保持自己的思维。记住 Allen 医生的患者和那句格言"不要独自担心"。

---

② Barrocas AL, Hankin BL, Young JF, et al. Rates of nonsuicidal self-injury in youth: age, sex, and behavioral methods in a community sample. Pediatrics, 2012, 130(1): 39–45.

③ Muehlenkamp JJ, Gutierrez PM. Risk for suicide attempts among adolescents who engage in non suicidal self-injury. Archiv Suicide Res, 2007, 11(1): 69–82.

④ Drew BL. Self-harm behavior and no-suicide contracting in psychiatric inpatient settings. Archiv Psychiatr Nurs, 2001, 15(3): 99–106.

⑤ Welu TC. A follow-up program for suicide attempters: evaluation of effectiveness. Suicide Life Threat Behav. 1977, 7(1): 17–20. https://onlinelibrary.wiley.com/doi/full/10.1111/j.1943-278X.1977.tb00886.

⑥ Posner K, Brent D, Lucas C, et al. Columbia-Suicide Severity Rating Scale (C-SSRS). New York: Columbia University Medical Center, 2008.

⑦ Linehan MM. Linehan Risk Assessment and Management Protocol (LRAMP). Seattle: Linehan MM, 2014.

⑧ Horowitz LM, Bridge JA, Teach SJ, et al. Ask Suicide-Screening Questions (ASQ): a brief instrument for the pediatric emergency department. Archiv Pediatr Adolesc Med, 2012, 166(12): 1170–1176.

大多数为治疗重性自杀患者而建立的模型都包含某种形式的支持。辨证行为疗法（DBT）有咨询团队。MBT有共同思考，这是在第6章概述的。在MBT的背景下，让至少一名团队成员不参与到每个案例中通常是有益的，这样团队中的某个人就可以在精神上远离患者精神崩溃的混乱。在高风险患者和家庭的案例中，通常会有多名临床医生参与其中，也正应如此。

简单地说，如果你担心一个有自杀倾向的患者，而其他人却不知道，你很可能"做错了"。去求助于同事并记录下来。总之，我们在危机中讨论心智化的目的是更准确地了解当前的情况，以便可以概念化一个共同的治疗计划。我们并不是说在真空中进行心智化就可以防止自杀或自伤，而是说，当一个青少年获得了更好的心智化技能以及心智化社会联络团队（你和你的团队都是其中的一部分）时，心智化能力可以降低自杀或NSSI行为的风险。此外，我们鼓励治疗师认识到，你并不能自由选择你的患者。如果你在青少年心理健康领域工作，你会遇到有自杀倾向，或者通过NSSI来寻求解脱的患者。掌握一个理智的方法来照顾那些正在经历自杀或NSSI的青少年将帮助你"保持平衡"。

青少年急性期自杀或NSSI的心智化

一个简短的说明：尽管这种方法适用于自杀和自伤行为，但为了简洁起见，我们将仅使用"自杀"一词，读者应该明白这同样适用于NSSI和自杀意念。

首先，对于大多数临床医生来说，作为一名专业助人者，最糟糕的事情就是患者自杀。这一结果打击了我们在这个世界的能动性和效能感，使我们怀疑自己及自己的能力。令人难以置信的紧密关系，甚至是专业关系的丧失，通常是毁灭性的。如此多的事情都依赖于自杀不会发生，以至于治疗师甚至都不太可能采用一种心智化的方法来解决这个问题，更不用说青少年患者了，这听起来有点自相矛盾。和有自杀倾向的青少年一起工作有点像恐高者走空中钢丝。我们总是处于我们最害怕的事情中，这让我们的心智化能力处于危险之中。

其次，危机情况会把专业助人者拉入"我是专业人员"的状态，从而形成假装模式。那些"固定"的问题和回应会让你所说的话被认为是不可信和不真实的。这有一个很好的理由：他们往往是非常虚伪的。"为了安全，我可以签合同"是一句我们不会在与家人或同事共进早午餐时说的话。我们不说这样的话是有原因的：当这些话出现时，通常是不真诚的，缺乏真正的关心。

第三，危机情况往往最终涉及更多的个人和系统，而不仅仅是患者和治疗师。这可能会导致可预见的系统崩溃，并产生进一步的不信任："你说我只是去做一个评估，但现在他们让我去最糟糕的医院。"因此，升级到更高级别照护的决定可能同样受到满足医学法律要求的政策和程序的驱动，因此不是特别灵活。关于这个概念的更多内容，请再次更仔细地阅读第 6 章。

自杀危机中的"不知道"立场

亲爱的读者，我们的一个颇为激进的概念是：大多数危机情况实际上是一个完美的适用心智化立场的情境；几乎不言自明的是，如果你"知道"该怎么做，它就不会被理解为危机。因此，真诚地接受你对患者"不知道该怎么做"这一事实，是一线干预措施。对于我们的患者来说，"不知道"的立场可以减轻他们的痛苦，这也是我们可以使用的工具，幸运的是，它非常有效。

下一步：借鉴经典小说《上帝之家》 (*The House of God*)——几点准则

> 在自杀危机中，第一步就是触摸自己的脉搏。
> ——《上帝之家》（Samuel Shem）

保持我们自己的心智化姿态是有效应用心智化治疗的唯一前提。由此可见，所有能让我们的患者远离 3 种预心智化模式的干预措施，对我们也会起到同样的作用。进一步借用 Samuel Shem 的经典小说中的语句：

"良好的医疗服务就是尽可能什么都不做。"

也就是说，在这种情况下，行动不如好奇的停顿有用。显然，"什么都不做"是不合适的——这本身就是目的论。然而，一个完全以行动为基础的计划也是不明智的,而且很可能是无意识的。从公理上讲,心智化需要重新回到在线状态,这样治疗师和他们的患者才能理解危机。所以"我现在正在进行心智化吗?"总是我们在应对自杀危机时刻首先要回答的问题。

几乎所有的自杀时刻都是无意识的。因此,作为心理治疗师,我们需要回答的第二个问题是:"我的患者在心智化吗?"——我们已经得到了答案(最终,很容易得到答案)。答案是"不"。

现在,我们开始和青少年交谈。最后,才能进行一些治疗。使用第2章的技巧,我们就拥有了所有需要的工具来激发我们的心智化。就像所有心智化的事情一样,这是一种魔力——你不需要去解决任何引发心智化崩溃并导致自杀危机的问题。我们在这里所做的就是帮助青少年重新回到在线状态,也许还有其他参与危机应对的人。根据定义,一旦一个人开启心智化的进程,他们几乎不需要有目的地杀害自己,并且成熟的计划也开始被共同构建(图8.1)。

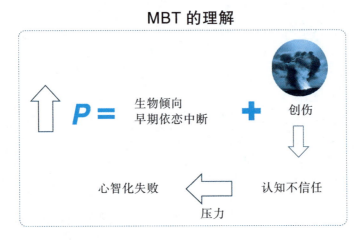

图8.1 基于心智化的治疗(MBT)的理解。P:精神病理学

下面的案例将首先介绍自杀危机的一般处理方法。括号内给出了我们团队对患者和治疗师可能的预心智化模式的评论。我们的目的不是贬低任何特定的治疗方法,我们也不希望把治疗师或患者描绘成"最糟糕的"。亲爱的读者,我们希望用这个案例来提出两个问题:①这两个人是在心智化吗?②如果不是,双方处于哪种预心智化模式?

案例简介

　　Jennifer 的治疗师下周要在一个会议上发言。16 岁的 Jennifer 患有强迫症（OCD）、重度抑郁症（MDD）、边缘型和强迫型混合人格障碍（OCPD）特质、创伤后应激障碍（PTSD），以及 3 次自杀未遂和随后 3 次住院治疗的病史，但去年一次也没有。她非常聪明，在治疗过程中，她时而自信、坦率，时而脆弱、几乎处于分离状态。

对话前

　　周五，离治疗师离开小镇还有两天，Jennifer 在早上发了一些疯狂的短信，告诉治疗师她有明显的自杀倾向，并担心自己会过量服用氯丙咪嗪。她坚持要在周五结束时去见治疗师，以解决这个问题（目的论模式）。令人惊讶的是，治疗师那天晚上有一段开放的时间是下午 4：30。在打电话预约的过程中，Jennifer 说：

　　"只要你别去参加会议，我就会没事。"

　　（心理等价）

对　话

　　"嘿，M 医生，我不同意你离开。"

　　（心理等价）

　　"你为什么不后退一步，告诉我自从我们上次见面以来发生了什么？"

　　（尝试重构）

　　"你没在听吗？如果你去参加那个会议，我就自杀！"

　　（心理等价）

　　"我在听，但我不确定自从我们上次见面以来发生了什么变化，当时一切似乎都很顺利。"

　　（澄清）

　　"如果你给我你的手机号码，事情就容易多了。我们本可以通过短信来解决这个问题，因为事情显然不太顺利（讽刺地说）。对我来说，这比等着见你容易多了。"

　　（目的论模式和一些假装模式）

　　"Jennifer，我们之前已经讨论过我在治疗之外的界限了。我注意到

129

你每次生气的时候都会提到这点。你觉得呢？"

（假装模式，可能是因为治疗师想不出还能说什么）

"从来没有人能满足我的需求，M医生！"

（心理等价："永远"）

"嘿，Jennifer，让我们试着冷静下来，也许我们可以试试五感技能。"

（治疗师对心理等价反应的假装模式：医源性）

"去他的！我要自杀。"

（可预见，目的论模式）

"你能告诉我更多吗？我会试着去理解。也许我们可以用筛查工具一起规划出最好的下一步。"

（在这一点上，澄清尝试之后的恐慌使治疗师进入目的论模式）

"别再用你那个愚蠢的量表了！我只是不想让你走。做完量表后你就要走了，而且如果不好的事情发生了怎么办？如果发生怎么办，M博士？如果发生？"

（一开始没有心智化，但患者已经给了治疗师一个关于他们感受的暗示）

"听着，我们之前说过，当涉及安全问题时，我们要很严肃地对待。"

（注意"听着"这个词，它几乎总是给人一种居高临下的感觉，很可能是治疗师非心智化话语和目的论模式的标志）

"我不是在威胁你。如果你去度假，我就去自杀。"

（更多目的论模式；治疗师错过了一个思考的机会）

"我更希望我们能从回答这些问题开始制定安全计划。"

（无效且处于假装模式，这更像是为了治疗师的最大利益）

"我需要你在这里！"

（请求依恋和心理等价）

"Jennifer，我有个主意：你为什么不把多余的氯丙咪嗪留给我？你可以相信我会保管好，这样我就不用担心你服药过量了。"

（目的论模式和一些假装模式混合在一起）

"我不想。"患者回答，然后默默地盯着治疗师。

"Jennifer……"治疗师说（用一种恼怒的语气）。

"不！"患者惊叫道："我不要。"

"哦，好吧……"

心智化此刻

以上问题的答案是什么呢？有谁在心智化？并没有完全心智化，尽管患者有几次接近了。在预心智化模式中发生了什么？对患者来说，主要是"热"模式，对治疗师来说，主要是"冷"模式（假装）。正如你在这个典型的互动中所看到的，患者变得越"热"，治疗师就变得越"冷"。回顾第 2 章弹性与灵活性的概念。在这里，治疗师已经开始给患者一个额外的疗程（尽管有一个很好的临床理由），并很快想进入"治疗解决问题的模式"，但随着患者不断谈论自杀，治疗师自己也变得越来越痛苦。突然，治疗师用一个目的论的解决方案回击——"不要用药"——尽管双方都没有意识到到底发生了什么。

记住：不进行心智化会导致非心智化

在某种程度上，房间里的每个人都在尽其所能地保护自己。不幸的是，这种保护使他们离真正的理解越来越远。

现在记住第一条规则：检查你自己的状态，判断"我是否在心智化"。

假设这位治疗师已经开始意识到这里出现的强迫模式。这让我们可以重申下一个最重要的观点：心智化失败会发生在任何时候，但这没有关系，以谦虚和幽默的态度对待它，并努力使你和患者的精神状态再次活跃起来。你不需要用"完美的会话"或"聪明的话"重新开始。我们不需要心智化忍者，我们要求你们重新进入那种"不知道"的立场。

你会注意到治疗师不知道该说什么，第 2 章中提到一个很好的方式，你可能正在处理"感觉＝事实"（非心智化）的心理等价模式。即使是"我被困住了，不知道该说什么"这样的想法也可以成为你的治疗的开始。

对　话

"Jennifer，对不起！我真的搞砸了，不是吗？"

（谦卑和练习"不知道"）

"你是什么意思？"

（混乱）

"你今天来是因为有什么事让你心烦意乱，而不知为什么，我就提前开始解决一个我还没有理解的问题，但我确实想试图理解。"

（澄清）

"嗯，好的。"

（混乱）

"亲爱的姑娘，如果你愿意的话，我可以在这儿重做一遍吗？"（用一种拘谨的语气说。）"请告诉我发生了什么事？"（用更直接的目光接触，用一种诚挚的语气说。）

（用标记镜像重建认知信任）

（笑）"M医生，你太奇怪了。"

（幽默重新投入，情绪冷却下来，心智化又重新上线了）

"所以……"（又用一种拘谨的语气说。）

"嗯，我告诉过你，我感到很绝望，好像我永远不会好起来了。如果你不在的时候我感觉更糟怎么办？我觉得如果不能和你说话，我就要死了，所以我才想给你发短信。你是唯一懂我的人，你明白吗？"

（混合着心理等价，但谈话的语气暗示着一种更开放的立场）

"有很多东西要解释，但我喜欢我们现在一起思考'永远不会变得更好'这个大问题。这听起来真的很可怕，是吗？"

（验证中夹杂着一些挑战）

正如你所看到的，随着疗程的进行，患者和治疗师双方都更加投入了。希望治疗师在了解更多危机并讨论计划的过程中能够保持平衡。记住，这个计划甚至可能包括让药物更安全，使用五感技能，或者从这个青少年的社交网络中吸引更多的人。这些活动都可以成为心智化治疗的一部分，因为心智化治疗的目标就是让患者能够心智化。当我们被对方和我们自己理解时，我们就能更好地吸收新的信息，并学习和接纳一个有意义的护理计划。

青少年自杀或NSSI后的心智化

虽然MBT可以被认为是一种根据特定模型进行的正式心理治疗，但心智化治疗的核心是，无论你在哪里接受治疗，对人际交往采取"不知道"

的立场都是至关重要的。如果被认为是一种值得信赖的方式，那么建立在好奇心和真诚的基础上的心智化将适用于任何环境，包括急诊室，急诊室的临床医生经常遇到最近自伤或已经试图自杀的患者。

作为一名在急诊室工作的年轻临床医生，我惊叹于我的导师在与病情最严重的患者交流时所表现出的"魔力"。我当时没有意识到的是，这种"魔力"与她对各种精神药物或各种精神疾病的了解程度几乎没有关系，这更多地与她本性的善良和"理解和帮助"的愿望有关。当我疲于收集所有的资料时，我错过了第一点，或者说是最重要的一点：真心努力去心智化对方。亲爱的读者，当如此多的事情涌向你时，你很容易忽略这点，但我们的建议是，一次又一次地停下来思考这个问题："我是在心智化我自己和我的患者吗？"

在紧急情况下，信息的准确性对决策至关重要，迅速建立信任的能力可能是生与死的区别。通常情况下，特别是在"非自愿"入院的情况下，患者被以一种高度不信任的方式带到医院，有时甚至戴着手铐。开始一段关系时，即使是短暂的关系，当一方处于被剥夺自由的过程中时，也往往会充满困难。患者——尤其是那些曾经有过这种经历的患者——通常不信任心理健康专家。坦率地说，患者为什么要去信任他们？毕竟在急诊室里，治疗师的技能被重新用于决定患者是否会保持或失去自由。临床医生也不信任患者——患者有充分的理由试图误导我们，以便离开医院。患者不信任临床医生——临床医生"只是"想把他们关起来。对于认知不信任来说，已经很难找到一个比这更令人担忧的环境了。

但心智化不同，它是建立在一些核心假设之上的，即使在急诊室，这些假设也是有用的。

首先是认识到预心智化模式是存在的，并且在某些情况下是具有适应性的。此外，为了欺骗另一个人，我们会滥用心智化（通常是在假装模式下），以便"自私地"准确掌握另一个人的想法，从而编造出一个在另一个人心中可信的故事。

第二，当心智化被重启时，你就很难停留在那种无法想象临床医生有真正仁慈意图的状态。简单地说，即使是最困难的"飞行常客"，如果感觉到被理解，并且恢复了心智化能力，也能更好地想到临床医生实际上可能想要帮助他们，因此可能值得说出他们的实际需求。

因此，你在本书前几章学到的所有技能都可以在急诊室中使用，这可能比提供有效的心理治疗更重要。

第三，准确评估和良好的临床决策的关键是当患者能够理解时，告知患者真相。采取一种好奇的姿态和立场是建立信任的绝佳方式。考虑到在紧急情况下可能发生的频繁的"虚假"或假装的互动，真正对患者的挣扎产生兴趣本身就是一项挑战。

在评估有自伤行为的患者时，通过心智化干预和"不知道"的立场来产生认知信任的能力是可以挽救生命的。在实践中，这些是你在第 2 章中学到的步骤。下面是另一个案例，首先强调了自杀后到急诊室就诊的非心智化方法，然后转变为更心智化的互动。

案例简介

一位临床医生走近躺在医院病床上的青少年，他插着鼻管和胃管，左手腕上缠着纱布。昨晚深夜，在看到前女友在 Instagram 上发的帖子后，他因为"吞下了母亲的一些药片并割伤了左手腕"而被送进了医院。

"你好，我是 M 医生。急诊室的人告诉我，你昨晚吃了一些药，试图自杀。我们能讨论一下这个问题吗？"

（这个临床医生运用了一点好奇的方法，但也很唐突）

"我就不能睡觉吗？（打了个大哈欠。）我已经告诉那个医生我好了。没什么大不了的。"

（这可能是真的疲劳，但假装模式也可能被激活）

"对不起，不行，我们得在你被允许上楼之前把这件事做完。"

（假装模式；没有好奇心，转向目的论模式）

"什么？（现在完全清醒了，很生气。）我告诉过你和其他人，我很好，我不需要待在精神病院。我今天有一场重要的数学考试。"

（假装模式和心理等价）

"考虑到你体内的泰诺（Tylenol）含量这么高，似乎很难相信你没事。你知道你可能会死吗？"

（说教模式，即假装模式；仍然对患者没有好奇心）

"随你怎么做吧,我要回去睡觉了。这地方已经烂透了。"(喃喃自语,扭过头去。)

由于多次沟通的尝试都失败了,医生不知道该怎么办,于是说他会和家属谈谈,然后再回来。临床医生离开房间,有时需要一种积极的心智化方法重新组织并考虑刚刚发生的事情。

顺便说一句,识别假装模式是应对自杀危机的基本技能:

关键是要认识到混合的非心智化状态可能发生在有自杀倾向的青少年身上。有一种刻板印象认为自杀意味着情感上"太热"。这通常是正确的,但并不全对。许多自杀企图都发生在假装模式下,尤其是那些有人格障碍的人。

再重申一遍,假装模式是一种依恋激活度过低,情感过于冷淡的状态。言语和情感不匹配。这是一个"随便"和"我不知道"的世界。在这种状态下,患者与他们的内在体验明显脱节,这种空虚感让人感觉很糟糕。就好像婴儿一样,自杀的青少年根本没办法用言语深切地传达他们当下的感受有多糟糕。人们可能会变得非常冷漠,以至于理解他们感受的"唯一方法"(就像他们没有意识到的那样)可能是试图自杀或自伤。一旦一个人割伤了自己的手腕,就很难误解发生了什么,而这种尝试就成了这个人的感受的证据。"我一定是想自杀——我想自杀。"当然,这是另一种非心智化模式的定义:目的论模式。所采取的行动——自杀企图——决定了内部状态。"我想自杀,我知道这一点是因为我的手腕在流血。"

医生回来时,护士正在测量生命体征,并和青少年聊天。

"我看你醒了,感觉怎么样?我猜你会觉得鼻子里的管子很烦人,治疗团队向你解释过它的用途了吗?"

(好奇,试图证实患者可能有的感觉)

"我想,应该是吧;他们说这和我的肝脏有关,我真的不知道。"

(假装)

"你说对了,这与你的肝脏有关。如果你愿意,我可以告诉你更多,但我也想谈谈发生了什么。你还记得我吗,精神病院那个讨厌的医生?"

(验证,幽默,用一个小小的挑战来缓和气氛)

"当然,就像我说的,我不需要去精神病院。"

（至少愿意沟通）

"嗯，问题是我也不知道，这实际上是我想和你谈谈的主要原因之一。我们能聊一会儿吗？"

（验证但并不同意，激发好奇心）

"我想，真的没什么可说的，我告诉过你一切正常。那张图片让我很吃惊，仅此而已。我现在已经熬过去了。"

（到处都是，但也许有一点感觉）

"可能是，但从你所说的来看，这确实很令人惊讶。也许你能多告诉我一点，这样我们就能解决这个问题了。"

（使用患者的用词选择，在未达成一致意见的情况下再次验证，在患者开始参与时增加其好奇心）

正如你在上面的案例中看到的那样，使用心智化的姿态，关注情绪温度，然后在患者处于特定的预心智化模式时激活操作来参与其中，可以清楚地帮助临床医生在患者自杀未遂后收集真实的临床情况。我们的观点是，在你所做的工作中加入心智化并不会使你的治疗过程更长（事实上，它可能会缩短爆发或沉默的时间），最终治疗过程会更准确、更富有同理心。如果根据整体情况，这个青少年可能需要入院治疗，但即便这样，你也可以从一个允许参与其中的更有希望的状态开始治疗。

在心智化框架内有效地使用督导

通常，在社区环境中处理危机的临床医生会通过电话或短信来处理。本节将重点介绍危机电话和短信互动，以及如何使用它们来管理患者生活中出现的危机。

关于治疗外的联络及其可用性的说明：许多卫生系统很难做到这一点。我们不建议在没有使用治疗外的联络这种方式的情况下与有自杀倾向的青少年及其家人工作。如何管理这种可用性可能会成为治疗工作的一部分。然而，为了真正了解有自杀倾向的青少年目前的困难，并能够在危机中进行干预，我们的共识是心理治疗师和他们的团队工作之余的时间也是可用的。

我们敦促您与您正在合作的医疗保健系统进行联系，因为它涉及符合

《健康保险流通与责任法案》（HIPPA）的首选沟通模式，而这超出了本书的范围。"随时待命"的决定应该是一个事先计划好的决定，并符合政策且适合你与患者的情况。如果你面对的是一个对自己构成危险的人，期待你的心智化时不时下线吧。简单地说，如果你已经读了这本书，持续的督导是一个终身的建议！

实时督导：危机短信和电话

下面的例子就是这样一个团队安排。在第6章中，有一个很好的部分是关于被禁止的心智化督导方法的具体原因，这与下面提供的方法略有不同。我们建议您与您的团队讨论这两种督导方法，以便从一开始就明确范围和目的。

以下是我们的一位临床医生在患者危机的实际时刻与有自杀倾向的患者互动并接受督导的文本示例（为了保护他们的隐私，已更改细节）：

医生："你还好吗？"

青少年："躺在床上哭，我有太多不好的回忆。"

临床医生："做我们说过的占据大脑空间的事情会有帮助吗？"

青少年："我不知道。"

临床医生（停了一个小时后）："你最后试了吗？我为断断续续跟你发消息感到抱歉，我也想一直跟你发消息，但我今天也很忙。"

青少年发送了一张手写的遗书图片。

医生："Claire？"

临床医生："这里需要帮助。"

（在与医疗主任和临床主任的内部沟通中进行督导）

医生："你能回复一下我的消息吗，让我知道你还在这里。"

（停顿几分钟）

青少年："我带着我的狗出来了，我想遛遛它。"

临床主任：（在内部交流中）"我的心脏又开始正常跳动了……我正在打字，如果那条遗书消息之后没有消息回复就报警。"

临床医生："我很高兴你带着你的狗出去散步。天哪，我刚才被吓了一跳！"

临床主任：（在内部交流中）"认真地！"

临床医生：（在内部交流中）"我的下一个患者已经来了，我刚刚都快恐慌发作了。"

临床主任：（在一次内部沟通中）"我的意思是，她最近似乎真的在加大'赌注'，亲眼看见这一切是非常可怕的，除了像你现在这样努力与她联系之外，你无能为力。我担心每次这样演练或不认真的尝试都会让她更习惯于坚持到底。"

临床医生：（在内部沟通中）"是的，这确实是一个问题。我想她可能在一定程度上是想迫使我拒绝她。因为在某种程度上她确实信任我，并且这种信任令她感到害怕，因为我可能会利用这种信任去伤害她，还因为这使她好像又有了一些可以去失去的东西……可能是这样吧？"

临床主任：（在内部沟通中）"是的。"

临床医生：（在内部交流中）"你觉得我这么说有用吗？也许就像你说的，亲眼看见这一切的发生很可怕，而我又无法阻止它？"

临床主任：（在一次内部沟通中）"是的，我认为如果她参与其中，并在某种程度上进行心智化思考，可能会起作用，否则我认为这不会真正奏效。"

临床医生：（在内部交流中）"我想我可以明天再试，除非她今晚再发信息。"

（危机督导结束）

心智化和自杀身亡后——接下来会发生什么？

最坏的情况已经发生——对患者自杀的理解和应对

我将从 Sulome Anderson 的一段对话开始介绍，在我的患者去世后，我向她寻求了指导。这段对话的主角是她的一个朋友，在我们这次会面时，她的朋友住进了一家专科医院：

"在我的治疗师辞职后，我完全崩溃了，因为我非常依赖她。"她说，"我真的很喜欢她，当你关心和信任的某个人决定不再和你一起工作时，这真的很令人痛苦。这会让你觉得他们认为你永远不会好起来，感觉她好像放弃我了。"

我问她是否知道为什么她找不到另一个愿意接手她的医生,她叹了口气。

"因为我比其他患者占用了更多的资源,"她说,"我试着给《今日心理学》(*Psychology Today*)的人打电话——你知道他们是怎么列出这些清单的吗?一开始他们还不错,但当我告诉他们我有多想自杀时,突然之间,他们就没有时间了,他们也不知道有谁可以转介……没人想和我这样的人共事。这是有风险的,因为如果我真的自杀了,会给他们造成心理创伤,让他们陷入混乱。而且,他们可能还会被起诉。"[1]

我的患者(在这里我称他为"Phil")出院后,接受了我们心智化团队的治疗,其中包括一位个体治疗师、一位管理他的治疗方案的医生(笔者本人)和小组其他成员。在接下来的一年里,在坚持不懈地致力于改善患者的心智化状态的情况下,一段不同寻常的关系展开了,一个非凡的人开始在这个世界上生活,而不是像他过去 10 年一样一直处在医院和住院治疗项目的限制下。这一年间,他只到精神科住院一次,而这是为了按计划进行药物滴定。

一年来,他在社会中与家人、朋友和工作相处的能力得到了极大的发展。然而,现在,他的自杀念头又回来了,他在急诊室待了一夜。第二天早上,我去了医院,和值班的住院医生谈了谈,和患者及其父亲谈了很多。我们设计了一个相对简单的安全计划,其中包括一个安排在第二天的药物管理家庭访视。

他出院回家了。下午 6 点,我接到了一个电话(这是我接到过的成千上万个相似的电话之一),这个电话让我觉得更有希望了,因为患者说:"我不想自杀,尽管我觉得我必须这么做。"

那天晚上晚些时候,由于再没有接到 Phil 的消息,治疗师采取了一个非常规措施——给我们的患者打了电话,结果电话关机了。

第二天早上,当我在进行个体治疗时,我接到了患者父亲的电话。我用免提接起电话。

"Phil 死了……他死了。"他父亲颤抖着说。

世界在不停地转动,却少了一个非凡的灵魂,所有认识他的人都感到悲伤，并且将继续不时地困扰着我们所有认识 Phil 的人。

作为关于治疗自杀青少年的书的读者，你能够明白我们治疗的患者存在风险。

Phil 的死对我影响深远。鉴于我目前所在的专业领域，这并不是我唯一的自杀身亡案例，我也不奢望这种情况再也不出现。然而，与此同时，我将继续与有自杀倾向的青少年接触。我觉得我必须这样做，但我也意识到，为了更好地做好这项工作，我必须继续得到身边心智化团队的支持。

我们对医生和治疗师应对或挣扎于患者自杀事件的了解有多少？毕竟，患者死于重病在医学领域并不陌生。没有一个肿瘤学家期望他们所有的患者都能活过第 5 期癌症。创伤外科医生尽了最大的努力，但有时伤口还是会非常严重。我们召开发病率和死亡率会议，讨论不良后果并从中吸取教训，这是这个行业的基本操作。然而，自杀被认为与其他死亡是不同的。也许这是由于人们对心理健康和疾病仍然抱有偏见，也许是因为害怕造成蔓延。关于自杀还有很多需要了解的地方。

在患者自杀后，一个混合着悲伤和创伤的过程将会展开。在我们心智化团队成员的支持和信任下，它可以得到解决。当自杀发生时，以下是一些有帮助的建议：

1. 如果正在接受培训，请立即致电项目负责人寻求支持。

2. 在合理的情况下，尽快打电话给你的督导和（或）心智化团队寻求支持。

3. 如果你已经完成了你的培训，打电话给你的执业机构。这很重要，他们会告诉你一些有用的办法。如果你还在接受培训，你的项目负责人可能会帮助你，因为这个案例会把督导医生和有自己法律团队的护理系统牵扯进来。

4. 除非你的执业机构或培训项目明确告诉你不要这样做，否则请向患者家属伸出援手，提供你的想法和支持。

5. 如果可以的话，参加葬礼。虽然这很难，但你不太可能会后悔。

6. 及时咨询你的治疗师（如果适合的话）。

7. 安排时间和你的团队讨论这个案例。

8. 不要去讨论怎样修复或改善护理的任何方面。如果最后的会面或对话还没有记录下来，请与你的项目负责人和法律团队讨论如何最好地完成记录。

9.（在案子结束后的一段时间内）不要没完没了地复盘治疗记录或你本可以做得更好的地方。回顾治疗档案是很正常的（我们写的任何东西都无法说服你）。但如果是你的执业机构选择这样做，就让他们去深入研究吧。

10. 做好悲伤的准备。从逻辑上讲，你应该尽快下班回家，同时与同事保持联系。认真考虑休息一段时间。失去 Phil 后，上司问我的最有用的问题是："你为什么在这里？"由于无法给出一个令人信服的答案，我就回家了。

11. 不要让自己一个人待着。

12. 虽然很难接受，但作为一本关于治疗有自杀和自伤倾向青少年的书的读者，你很可能会遇到患者以你无法阻止的方式结束生命。然而，你愿意与有自杀倾向的青少年一起工作，就已经可能会挽救很多人的生命了，而且，与患者的每一次自杀不同，大部分时候你都不会知道他们每一次活下去的选择。

小　结

自杀和 NSSI 很可怕，但请记住，这对你的患者及其家人来说也是很可怕的；事实上，他们可能比你更害怕。治疗是能够成功的，特别是在以团队为基础的治疗设置中。虽然你可以尽你最大的努力来筛查患者，但事实是，对于一个考虑与青少年一起工作的临床医生来说，自杀和 NSSI 总是会发生。通过这本书，特别是本章学到的心智化技巧，可能会让你和你的心智化团队（患者和你的团队）更好地做好准备，通过增强心智化来帮助青少年走上康复之路。正如我们一开始所说的，"心灵是一个可怕的地方——你不会想一个人进入！"

参考文献

[1] Anderson S. How patient suicide affects psychiatrists(2019–07). The Atlantic https://www.theatlantic.com/health/archive/2015/01/how-patient-suicide-affects-psychiatrists/384563/.

（刘　敏　译）

第 9 章 基于心智化的青少年治疗：自杀和自伤行为的工作框架

Trudie Rossouw, Owen Muir, Laurel L. Williams

引 言

在本章中，我们着眼于提炼前述章节中必要的构筑模块，从而搭建基于心智化的青少年治疗方法（MBT-A）。本章将阐述 MBT-A 的框架，进一步强调运用心智化作为理论模型以及作为特定技术和任务所涉及的元过程，为亲爱的读者展示 MBT-A 的大纲或"手册"。

在本章的最后，读者应能做到：

1. 明确为何心智化是自杀和自伤青少年的治疗要点。
2. 明确心智化的评估过程。
3. 明确心智化的构建要素。
4. 明确 MBT-A 的具体程序要素。

回顾：为什么心智化是自杀和自伤青少年的要点？

但愿在本书中，有一个强有力的案例传达出一种很具体的观念："从外部世界看自己，从内部世界看他人"是取得治疗效果的要点。如果将治疗比作通过手机上的联网 App 完成，那么心智化就是 5G 信号，允许 App 沟通和运行。在 MBT-A 中，我们关注的概念是：心智化是人类的核心特质，也是学习各种知识的必要技能。一旦人的心智化能力不"在线"，他们将无法学会如何使自己的生活变得更好，这就像没有信号就无法登录 Facebook（对于青少年来说是 Snapchat）一样简单。心智化也是使人际关系行之有效的途径。此前我们已探讨过预心智化模式（心理等价、目的论模式、假装模式）能为"恢复平衡"提供方法，作为一名已经学习过该技术的治疗师，你能帮助修复自己、青少年及其家庭、你所在的护理团队的心智化能力。我们回顾了心智化对家庭的影响，以及在青少年之外如何参与心智化工作。我们同时回顾了各种精神健康挑战和障碍如何受心智化的影响（既有积极影响也有消极影响）。我们已经充分讨论了自杀和自伤的危机时刻中心智化是如何挽救生命的，这种作用甚至可以延伸至正式心理治疗关系之外。我们也讨论了系统"默认设置"是解体这一事实，作为心智化治疗师，明智的做法是采用团队合作的方式进行心智化，至少也要精通社会关系和社会系统如何强化或削弱心智化。最后，我们讨论了心智化与大多数心理治疗模式是如何殊途同归的。

从我们的角度出发，我们在 MBT-A 中的任务，广义上是帮助年轻人回到正确的"发展轨道"，包括帮助孩子及其家庭获得自主感、认同感乃至掌控感。一旦他们能保持思维灵活的精神状态，他们与自己及他人之间将能拥有更多真实经历。心智化解除了人际困惑，使孩子和家庭都更有弹性。

为了研究 MBT-A 的目标，即心智化改善问题青少年生活的假设，我们的团队在青少年病房中开展了一项 150 人的前瞻性研究。在长达 10 年的随访中，Hauser 等人惊讶地发现这些青少年在成人社会和情感功能中位于前 50%[1]。Hauser 等明确了在优秀表现组中的 3 个主要保护因素[1]：

- 表达自身想法、感受和动机的能力。
- 代理感：一种对自己的行为有效和负责的感觉。
- 人际能力：反馈他人想法的能力。

换句话说，这些帮助青少年出类拔萃的保护因素可以被概括为心智化的能力。这种能反映自身状态、他人想法及他们对自身的责任感，他们对周围人的想法影响的能力，是能为此后的人生带来益处的统一因素[2-3]。这一观点由 Rossouw 和 Fonagy 开展的 MBT-A 首项随机对照研究证实[4]，具有自杀和自伤行为的青少年被随机分配到 MBT-A 组或认知行为治疗（CBT）组接受一年的治疗，两组均有改善，但是 MBT-A 组与规范实施 CBT 的组相比，不仅在行为目标（自伤和非自杀性自伤）上有改善，还观察到社会交往能力的提升和抑郁症状减少。

在 MBT-A 治疗中，我们的目标是提升个体关注自身和他人，以及关注自身对他人影响能力的精准性。在能更广泛、更准确地获知他人的想法后，冲动行为将减少，风险也随之降低，同时也将减少心智化缺乏时典型的关系风暴。这给生活带来了更多稳定性。稳定的生活会带来希望感，同时使儿童和青少年能掌控每天不得不做的事。这似乎像一个"卖点"："这种能力能使一切更好！"但亲爱的读者，这是真的，我们每天都能看到这种情况。心智化是人际关系有效的 5G 信号。

在 MBT-A 中，家长和孩子被邀请以伙伴的形式进行治疗，旨在从讨论行为（毫无疑问需要停止）转变为心智化的对话，使家庭成员能够掌握彼此的观点，并以愉悦的方式分享自己的观点。不再强迫改变，而是帮助点燃一个家庭的好奇心、尊重、同理心、互助感和责任感。我们毫无保留地教给孩子及其家庭怎么变成他们自己的 MBT 治疗师。

就像我们在第 3 章中讨论的那样，家庭的胁迫和非心智化循环在缺乏积极干预的条件下难以改变。因此，MBT-A 的目标是帮助家庭从胁迫互动转变为能增进信任和安全依恋的心智化互动。为此，我们在治疗中会限制父母的不当经验。正如我们在第 3 章中讨论的，照护者不能因为孩子的问题而感到被指责或羞愧，否则治疗无法建立所需的认知信任（记住飞机上的氧气面罩首先需要戴在成年人身上）。与之类似，年轻人需要感受到他人和自身更多的理解。如果缺乏信任，心智化治疗（或其他任何形式治疗）将徒劳无功。

　　有时你可能会觉得青少年相对更在意父亲。一旦父亲觉得自己的想法没有被关注，治疗可能会无果而终。在一个治疗师的头脑中保持多种观点很有挑战性。这就是为什么拥有一个团队可以让每个人发挥出自己独特的长处和挑战，所以亲爱的读者，如果当地资源充足，那就建立一个心智化的团队吧。运用第 6 章的信息来标注谁是"结构洞"（我们真的需要一个更好的术语，不是吗？）或需要一个连接体才能成为三元关系的"弱势二元关系"。正如你所想的，这是一个鼓励心智化蓬勃发展的更稳定的结构。记住，我们不希望你成为一个孤独的心智化忍者，所以要意识到有些时候那个薄弱环节正是你——治疗师本人，这个时候你需要团队成员的心智化支持。

　　青少年面临着建立自我意识和自我认同的发展任务，然而他们经常会觉得自己因失败经历而不堪重负。他们在与他人打交道或处理人际关系时的经历可能是一片困惑之海，通常导致无助感和自我仇恨。他们经常希望"只是（just）"放弃（请记住，在 MBT-A 中，"just"一词从字面上和隐喻上都只是一个 4 个字母的单词）。当我们遇到这些青少年时，通常他们已退出了社交生活，有的甚至已经辍学，放弃他们人生中取得任何成就的希望。他们的人际关系问题使他们充满焦虑和恐惧。他们担心自己会被拒绝或不受欢迎。他们花费大量时间"过度思考"别人的意图，从而导致精神痛苦，助长了自我仇恨。很快，这种痛苦将难以承受，而他们选择以冲动行为作为应对，例如以逃避痛苦为目的的自伤行为。他们变得回避，逃避学校或被卷入戏剧化的人际关系中。这些亲密关系在过度亲密和疏离之间来回摇摆。他们的生活犹如被残酷策划的真人秀，充满混乱，他们毫不意外地会与同类交往，那些同样被不良活动所吸引的状态不稳定人士。但是不要忘记父母（养育者），因为正如我们在第 1 章中讨论的那样，有 4 种依恋模式常代际传承，这意味着如果成人也有被理解的空间，青少年的感受和行为在很大程度上是成人经验的延续。

心智化评估

　　亲爱的读者，如果你已开始工作，在心智化之地呼吸，你的评估过程将与心智化融合，这么说可能有点鲁莽，但是我们想请你认真思考一下什么才是评价的目标。

你已经开始思考了吗？我们会再给你几分钟时间（响起《危险》主题音乐）。

我们想你可能会产生很多想法，我们尝试列出一些可能出现在你脑海中的想法：①评估精神状态；②评估安全感；③做出诊断；④确定治疗计划。

这些都是很好的主意，无疑你会想到更长的清单，但这里的要点是，当你在询问上述问题时，你实际感受到的个人或家庭的心智化，即青少年及其家庭的心理状态。我们需要你把这点列入你的清单中。就如何诱导更多心智化，本书有不计其数的例子进行展示，但假如你没有留下什么印象，我们希望你能记起"保持好奇"并练习"不知道"的立场是非常必要的。什么是必要的？好奇和不知道的立场。为什么重复一遍？亲爱的读者，我们想对你进行心智化，就算你在看第一遍时漫不经心，刻意重复的第二遍也能帮助你切实地牢记在心。我们强烈建议评估青少年及其家庭时运用这些心智化工具（框表9.1）。

> **框表9.1 护理问题系统**
>
> 我们的理解是，对评估的方式和时间，以及评估后课程的类型和节奏方面，每个人都有不同的系统约束。对我们来说，心智化的部分立场是认识到因地制宜的治疗系统是必要的。亲爱的读者，我们保证，当你在治疗空间中融入的心智化越多，你的评估和治疗就会越丰富、越有效。

所以，慢性自杀或存在非自杀性自伤（NSSI）行为的青少年常常陷入一种自我仇恨的可怕内心世界，使他们变得脆弱，倾向于把他们的周边世界理解成类似蔑视的感受。他们经常自行与周边世界隔绝，因为他们已经"知道"人们对自己的感受和评价。根据作者的经验，这些青少年经常以一种非人性化的方式与自己相处。记住，非人性化是一种对人的非心智化的观念，允许青少年自我伤害与自我暴力。在治疗中，与青少年接触时融入人性化是不可或缺的。我们要对青少年的生活和思想展现真正的兴趣和好奇，以一种不带偏见的方式寻找丰富的可能性。积极提问来表达好奇心，不求得到清晰的回答，而是向着变化的观念引导[5]。

在青少年伤害他们自己的情境下，有些时候家庭成员和专业人员很难保持同理心和热情。家人及治疗青少年的工作者经常会觉得自我伤害行为是蓄意"干扰治疗"或寻求关注。父母和治疗师可能会感受到消耗感、愤怒、无能为力或非常焦虑。不同寻常的是，有时父母和治疗者会感到"你这样做是故意让我感到无能为力或焦虑"（在极度紧张的时刻，我们都会有心理等价）。

青少年的自伤很少以"寻求关注"为目的，父母和治疗师通过了解该事实后，就能多些理解、少些敌意，反之，自伤行为更像是一种绝望的方式，以试图应对内心难以忍受的情绪。我们也鼓励思考"在这个青少年身上发生了什么？"，如果他们确实在"寻求关注"，这种行为究竟有何意义？在这些感受都得到理解、个体有更佳的心智化能力之前，我们认为这些失调的状态可能会反复出现。

作为心智化的核心，采取"不知道"立场要求我们询问许多问题，例如"在你想伤害自己之前发生了什么？"牢记心智化治疗是积极的，我们既不采取中立立场，也不允许长时间的沉默，这在青少年发现他们难以与内心世界建立联系时很有帮助。举个例子，一个青少年可能会说"我就是想要割自己，一种难以抑制的冲动进入我的脑海，它没有其他意义或在我想那么做之前什么也没发生"。"不知道"立场意味着我们不知道那种感觉是怎么样的，它让我们保持求知的欲望和好奇心。因此，我们会提出一些问题，试图更多地了解青少年的经历。我们可能会说："再多告诉我一点你出现这种想法前在做什么……在哪里……或你在想什么……或者，假如我是墙上的一只苍蝇，我看到了什么？"这种信号是"我真的想知道你经历了什么，将我带到那里，我们一起看看"。这种立场是为了了解患者的经历，在这个过程中，他们的感受将打开，这会使探索变得容易，或能借此效应建立情感依恋。

总之，对与你合作的青少年及其家庭来说，积极运用心智化立场的心智化评估是关键[6]：

· 与患者直接、真实、透明沟通的能力，运用简单明确的陈述以最大程度减少过度刺激来访者的风险。

· 运用"不知道"立场的能力，真正尝试与患者沟通以探究他们的精神体验。

- 保持积极、非评价的心智化立场能力，优先考虑共同探索患者的精神状态。
- 通过积极询问人际交往过程及其与患者精神状态的联系，表达对患者精神状态真正好奇的能力。
- 了解患者对自己和他人的想法和感受的能力。
- 意识到患者突然出现的、戏剧性的心智化失败，并对其做出敏感反应的能力。

心智化构想的要素

当你完成了青少年及其家庭的评估，我们鼓励你发展他们的心智化能力。你可能会觉得有点熟悉，因为我们在第3章中与Lydia和她的家庭实践过此构想。在构想中，你要考虑每个人的长处和弱点，以及我们在第6章中讨论的那样，青少年及其家庭系统的长处和弱点。这里的目标是建立一种在治疗过程中不断发展的共识。事实上，如果在治疗结束时，最终构想看起来与最初构想完全相同，这似乎支持了这样一种观点：①治疗尚未结束；②初始构想或治疗的目的是什么？

对MBT-A来说，构想意味着"活力"。就像我们在第3章中讨论的那样，相对于名词的心智化，我们更常用动词的心智化。当你思考所了解到的青少年及其支持团队的心智化能力时，你可以在会谈中向他们介绍，邀请他们完善方案，共同制定心智化行动计划。

构想范例

感谢大家今天来参加会谈，首先我想表达，能了解你们每个人我有多么开心（这里，插入关于房间内人员你已经了解到的和心智化有关的一些简短信息）。我既能看到一种想变得更好的热情和强烈欲望，也能看到面临的挑战给予每个人的痛苦感受。我希望今天在这里与大家讨论如何利用这些信息制定治疗计划，以更好地理解我们的偏差。还记得我提过几次的那个有趣词语"心智化"吗？这个有趣的词语实际是一种有效的工具，我们每个人都能用它获得改变。就像我之前说的那样，好消息是家庭中的每个成员都像我之前说的那样已经实践了心智化，问题是有时候心智化会离线。困难的是，每个人的心智化会因为不同的理由在不同的时间离线。因此我们的大目标是识别心智化什么时候会离线，以及运用什么技术使心智化重新上线，这技术我们每个人都需要。首先我们会一起进行这些任务，随着时间推移，目标是让每个人能独立完成任务，也许更重要的是，集体完成。我们之所以说"集体"，是因为我们都知道，为了使心智化重新上线，每个人都有需要帮助的时候。把我当作技术支持，我会教你们怎样在没有我的情况下使心智化重新上线。这是不是真的很酷？你们怎么看？我们可以共同为此努力吗？

MBT-A 的结构

MBT-A 常与 MBT-F（家庭 MBT）和 MBT-G（小组 MBT）合并，包括以下阶段的治疗：

- 评估（1~3 次会谈）：建立治疗关系；安全计划；治疗构想。
- 工作主体（6~8 次会谈）：提升心智化和冲动控制；提升对他人精神状态的意识；帮助青少年完成任务。
- 最后阶段（3~4 次会谈）：提升独立性和责任感；巩固稳定性；制定后续计划；理解并处理结束的意义，关注与丧失有关的情感状态；结束并与合作组织联络。

所以亲爱的读者，你对 MBT-A 结构怎么想？我特别怀疑此刻会有一个大大的哈欠。我怀着一点惶恐向你坦白，亲爱的读者，如果你让我做大脑扫描，我很担心你希望得到一些更戏剧化或"新"的东西。但事实是，这个结构似乎没有丝毫新意。人类的故事总是分三步走。你可以把它叫作心智化三部曲（用甘道夫式的史诗嗓音吟诵）。首先，是向青少年及其家庭自我介绍并建立关系，以及了解心智化挑战，思考你的心智化路线图。然后，积极面对这些挑战，通过大量积极的心智化，停止强制性循环，并建立命名的心智化循环以确保会谈间的连续性。最后，你帮助概括这些变化，然后告别一个重要而有意义的人际关系。记住，就像我们在第 3 章末尾讨论的那样，我们认为这并不是结束，相反：

我们所争取的不仅仅是一个幸福结局，这是一系列充满好奇的结局，周而复始，一个理解的偏差会导致下一个偏差！

详细描述这些阶段超出了本章范畴，但是在前述章节中我们已经讨论过很多这方面内容，让你能了解怎样在心智化疗法中运用此结构。同样，我们可以想象亲爱的读者，你在说"等等！"你的眉头紧锁，情绪变得有些激动，"嘿，自杀和自伤怎么办？在那无聊的心智化三部曲中，我没有看到任何与这个非常重要的问题有关的内容。"（心中会想：我也没有那么喜欢甘道夫。）

亲爱的读者，我们完全同意你的意见（直视你的眼睛，看到一些镜面反射）：自伤和自杀很重要，谢谢你告诉我们你此刻的感受。我们想告诉你关于MBT-A管理自伤和自杀的一些"干货"。我们同意并相信讨论安全计划非常有帮助，应尽早在治疗中与青少年一起制定。这个安全计划的目的是给青少年及其家庭一些具体的指导来帮助他们度过会谈间期。最后，这是个保证青少年安全的计划，提升家庭技能以确保青少年的安全。

我们在两个阶段都设置了安全计划，以防个体治疗师和家庭治疗师不是同一人。然而，我们建议在安全计划结束时，只有一个每个人都参与其中的"计划"。我们也期望（"希望"可能是个更好的词）安全计划随着治疗的进展会更新，这很像我们曾经无数次讨论过的构想，随着家庭理解能力的提升，计划可能会完善而稍有差别。

第一阶段：家庭

与父母一起制定的危机计划包括教育他们基础的自伤知识及青少年面临的风险，并就青少年自伤时的行为和言行提出切实可行的建议，还包括在家时的基础安全措施建议以降低风险。

作为父母，希望保护孩子远离伤害，因为这会带来无助、焦虑、愤怒、挫败和恐惧等强烈感受。我们希望这个关键的计划会在治疗开始时给你一些指导。我们希望在一起学习什么做法最奏效后，这个计划得到改进，我们会努力改善孩子和家庭的行为模式。

第一步：基础安全策略

· 把药品锁起来，包括非处方药。将旧处方从家中妥当地丢弃，并考虑购买总剂量较小的药品（考虑每瓶25片装的，而不是每瓶100片）。

· 将武器从家中取走，或者至少将武器安全固定（放在带锁的箱子里），并将武器与弹药分开存放。

- 如果你的孩子曾拿刀割自己，将刀放在孩子接触不到的地方可能会有所帮助，包括限制剃须刀的使用。
- 将孩子卧室的"锋利物"拿走也可能会有帮助。
- 询问孩子可能会运用房子周围的哪些东西来自伤。

第二步：关于自伤的沟通指南

我们强烈建议你思考怎样能"听到"孩子有自伤或自杀的风险。既然我们知道这是治疗的重点，我们期望治疗期间就怎样帮助你和你的孩子多谈一些，但在刚开始时，我们强烈鼓励你像下面这样做。

你会发现了解青少年是一件非常困难的事，如下做法会使其变得容易一些：

- 使用"安全"一词表示危险。
- 发"我不安全了"的短信，或使用预定的表情可能会比交谈更容易。

如果你的孩子风险很高：

- 与他们待在一起，也可以考虑谁最适合在此情景下提供帮助（确保此人是成年人，并能意识到他所承担的任务）。
- 有时你需要跟你的孩子睡在同一个房间。

当青少年内心有难以控制的强烈情感时，他们往往会伤害自己，以下是一些在风险时刻可能对你有所帮助的注意事项：

可以这样做：

- 好奇地倾听。
- 尝试理解。
- 让他们知道你一直在他们身边。

不要这样做：

- 不要惊慌。
- 不要责怪、羞辱。
- 不要惩罚。
- 不要拿住院作为威胁或惩罚。

试着不要责怪你的孩子，也不要责怪你自己。反之，在孩子想伤害自己之前，尝试理解他们的感受，帮助他们说出自身感受及导致这种感受的事件。如果这些事件涉及你，倾听并尝试理解他们的观点——不要变得防御，如果你这么做了就立刻停止！

你不一定要持有相同的观点，重要的是你要验证他们的观点。如果你们之间存在误解，那就承认是你造成的。记住，你不是要在跟孩子的争论中赢得胜利，而是要修复你们之间的关系。

如果你的孩子非常悲伤，说太多没有帮助。只需要保持友善和支持的态度，像这样说："我没有生你的气，我在这里是为了帮助你，确保你的安全。有些事让你很难过，虽然我不知道是什么事，但如果是我做的，我很抱歉，当你准备好之后我们再谈谈。"

如果你的孩子想伤害自己，你可以说："我真的不想你伤害自己，我可以从（XYZ）中看出，你说伤害自己对你是有意义的……或许我们可以换一种方式？我会帮你，现在我们来碗冰饮怎么样？"*

如果你的孩子想自杀，你可以说："自杀不是一个好的选择。我很爱你，不想让你自杀。你感觉孤独吗？我就在这里，我们一起来渡过难关。我会留在这里陪你，保护你的安全。让我们现在试着想想有哪些事会有帮助。转移注意力会有帮助吗，比如去散步或看电视？你觉得还有哪些事会有帮助？"

如果一系列措施都失败了，给诊所打电话；或者如果是在下班时间，你可能不得不带孩子去急诊室。

针对青少年的安全计划涵盖了上述领域，例如安全措施的相关讨论，以及在他们处于风险时用密码词或手机表情与父母沟通。并且，安全计划的目的是提供一些可以用来替代自伤的技术。这些技能很多来自DBT技术和正念，实际上，它们应该是青少年感兴趣的，或能成功降低其思想或感受强度的活动。本章的第一作者（T.R）建立了一个名叫"coping skills"的手机App，提供DBT抗压技能、正念技术、注意力分散技术及冥想引导。这个App也有正念模块，可以帮助青少年停下来，从心智化的角度来探索他们所处的人际关系。

---

* 冰上跳水或辨证行为疗法（DBT）中的另一种技能（温度变化、剧烈运动和渐进放松）可以自由借鉴！记住我们曾经讨论过的，在心智化治疗中，我们鼓励交叉运用技能。

安全计划

以下是一位青少年的治疗师在回顾为帮助制定安全计划而收集的信息时所举的例子：

你跟我确认过的触发因素是当你被拒绝、被羞辱或自卑的时候。就像我们讨论过的，这些感觉并不是突然出现的，它们很可能是在与另一个人互动时触发的。你曾对我说，当你有这种感受时，你往往匆忙行动以消除这种感受。你告诉我，你还不确定自己是否想停止伤害自己，但是认同自伤的某些方面给你的生活造成了麻烦。你还谈到了一些你确实觉得有帮助的事，或者如果你发现自己的情绪或想法正在走向"行动"，你可能愿意尝试这些事。

当你再次产生这种感受时，我希望你中止行动，尝试推迟 10 分钟，利用这 10 分钟努力回想你有这种感受的前几分钟发生了什么。这能帮助你更清晰地理解自己的感受，以及觉察亲密关系中一些导致这种感受的问题。你谈到过你很喜欢写作，在难受时，或许你可以把你的所思所想都写下来。一旦你有了更清晰的理解，可能会更容易找到解决方法，并且容易从不同的角度看待事物。一旦做了这些，你可能就不再觉得需要匆忙行动了。

如果以上行动都失败了，或你不想与你的想法待在一起，而行动的冲动仍非常强烈，或许你可以转向音乐［有谁想看碧昂斯（Beyoncé）跳一支"单身女士（All the Single Ladies）"吗？］或其他形式的行动来帮你的身体"做点什么。"你说过你很喜欢我们尝试过的呼吸练习，同样，我们在这里所做的是一个身体动作，可以帮助你转移自伤的注意力。

你也谈到过，有时在"迷茫"或"发呆"时你是如何自残的，在看到血之前你甚至不记得划了自己。尽管这可能很艰难，但试着将自己带回现实。不要总是坐望虚空，脑海中充斥着关于自己的负面想法。你还记得我们讨论过在手腕上缠条橡皮筋吗？当你察觉自己要发呆时，考虑弹一下橡皮筋，这让我想起了 Eminem 的那首歌，他在歌中唱"回到现实"。让你自己回归现实，你可以用以上的某种行动分散注意力。如果所有方法都失败了，打电话给诊所并要求与我通话，我会在可能的时候给你回电话。

希望你能看到，即使是原始的安全计划，也会从一些基础教育开始（以注意事项的形式阐述心智化的立场），但在一开始也应该有一些个体化的元素。如果这个计划以目的论的角度写就，会很有帮助（目的论模式不总是坏的）。正如我们在第8章中讨论的，不需要进行签署，这不是一份合同（记得，还没有发现合同会奏效），但当心智化难以避免地离线，自伤或自杀念头浮现时，这可以是计划、沟通和行动更加坚实的开端。

小　结

亲爱的读者，你做到了：你阅读完了这本书。我们的心智化团队对你充满敬佩。我希望在阅读本书时，你已经发现很多可以做好心智化工作的方法。我们也希望你能找到一些方法，在所从事的治疗工作中融入更多心智化。心智化从根本上说是团队活动，希望我们的合作之旅取得成功。让我们共同努力，心智化确实让治疗和生活变得更好。

参考文献

[1] Hauser ST, Allen JP, Golden E. Out of the woods: tales of resilient teens. Cambridge: Harvard University Press, 2006.

[2] Bateman A, Fonagy P. Effectiveness of partial hospitalization in the treatment of borderline personality disorder: a randomized controlled trial. Am J Psychiatr, 1999, 156:1563–1569.

[3] Bateman AW, Fonagy P. Psychotherapy for borderline personality disorder: mentalization based treatment. Oxford: Oxford University Press, 2004.

[4] Rossouw TI, Fonagy P. Mentalization-based treatment for self-harm in adolescents: a randomized controlled trial. J Am Acad Child Adolesc Psychiat, 2012, 51:12.

[5] Skårderud F. Eating disorders// Bateman A, Fonagy P, editors. Handbook of mentalizing in mental health practice. Washington, DC: American Psychiatric Publishing, 2012：347–384.

[6] Anna Freud National Centre for Children and Families. Mentalization-based treatment for adolescence (MBT-A) training programme(2019–12–01). https://www.annafreud.org/training/mentalizationbased-treatment-training/mbt-a-training-programme/.

（吕润欣　译）